ÉTUDE

SUR LES

PLAIES DE L'ABDOMEN

D'APRÈS

24 OBSERVATIONS INÉDITES

PAR

Le Docteur Gabriel MIGINIAC

ANCIEN INTERNE DES HÔPITAUX DE PARIS

———✳———

PARIS

G. STEINHEIL, ÉDITEUR

2, RUE CASIMIR-DELAVIGNE, 2

—

1913

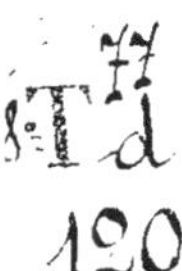

ÉTUDE
SUR LES PLAIES DE L'ABDOMEN

D'APRÈS

24 OBSERVATIONS INÉDITES

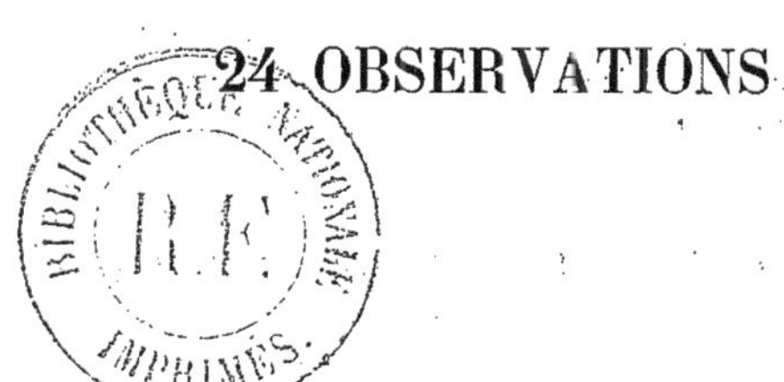

DU MÊME AUTEUR

Un cas de syphilis diffuse du névraxe. (Syndrome Guillain-Thaon.) Observation présentée par M. Léon Bernard à la *Société médicale des hôpitaux*, 21 juin 1907.

Cardiopathie syphilitique. Syphilose tertiaire à point de départ péritrachéo-bronchique, avec irradiations broncho-pulmonaires et cardio-auriculaires. (En collaboration avec M. Thiroloix.) *Société médicale des hôpitaux*, 10 juin 1910.

Méningite tuberculeuse à forme tétanique chez l'adulte. Polynucléose céphalo-rachidienne. (En collaboration avec M. Thiroloix.) *Société médicale des hôpitaux*, 10 juin 1910.

Un cas d'abcès cérébral frontal d'origine otique et abcès extradural cérébelleux à distance. Évolution latente. Mort par méningite aiguë. Autopsie. *Société anatomique*, 17 mars 1911.

Appendicectomie 28 heures après le début d'une crise appendiculaire caractérisée par une douleur vive. Ni fièvre, ni vomissements, pouls normal. Gangrène de l'appendice *Soc. anatomique*, 24 janvier 1913.

Sarcome aponévrotique de la face dorsale de la main et de l'avant-bras. *Soc. anatomique*, 24 janvier 1913.

Une observation de fibrome de la paroi abdominale. *Soc. anatomique*, 7 février 1913.

ÉTUDE

SUR LES

PLAIES DE L'ABDOMEN

D'APRÈS

24 OBSERVATIONS INÉDITES

PAR

Le Docteur Gabriel MIGINIAC

ANCIEN INTERNE DES HÔPITAUX DE PARIS

PARIS

G. STEINHEIL, ÉDITEUR

2, RUE CASIMIR-DELAVIGNE, 2

1913

A MON PÈRE

A MA MÈRE

INTRODUCTION

Nous n'avons pas l'intention de faire un travail d'ensemble,
une revue générale sur les plaies de l'abdomen. Nous n'avons
pas la prétention d'apporter une idée nouvelle concernant le
traitement de ces plaies. Nous voulons simplement tirer parti
des observations que nous avons eu l'occasion de recueillir pendant notre internat, pour insister sur la difficulté du diagnostic
— et du pronostic — dans beaucoup de cas, en pratique.

Dans le service de notre regretté maître Guinard à l'Hôtel-
Dieu, et dans le service de M. Ricard à Saint-Antoine, nous
avons observé et opéré 13 blessés d'abdomen :

    1 plaie du foie et de l'estomac (doubles perforations) (revolver);

    1 plaie du rectum et ligament large (revolver);

    1 plaie du côlon transverse (revolver) ;

    1 plaie de l'estomac et de l'intestin (couteau) ;

    2 plaies du foie (couteau et revolver) ;

    1 plaie de l'épiploon (revolver);

    1 plaie avec hernie épiploïque (couteau) ;

    4 plaies simples, pénétrantes ou non (couteau);

    1 contusion avec traumatismes multiples.

Sur ces 13 blessés, opérés par nous, 12 ont guéri. Nous avons
enfin recueilli d'autres observations (11 obs.) grâce à l'obli-
geance de nos collègues : tous ces cas ont été observés par
nous, les blessés ont été opérés devant nous. — Nous ne parlerons, dans ce modeste travail, que de choses *vues* et *vécues*.

Il nous eût été bien facile de trouver dans la littérature d'innombrables observations analogues. Nous n'avons pas voulu recourir aux observations d'autrui, pour ne pas nous égarer dans des recherches bibliographiques et pour ne pas nous livrer à un travail de compilation. Ce travail n'est pas autre chose que l'ensemble des réflexions que nous ont inspirées les faits dont nous avons été témoin pendant notre internat.

Tous les blessés dont nous relatons l'observation ont été opérés *immédiatement*, de 3o minutes à 2 ou 3 heures après l'accident. Ce sont des cas de chirurgie de garde. Il s'en dégage l'opinion suivante : il n'est pas possible de faire cliniquement un diagnostic et un pronostic de plaie abdominale, *lorsque la gravité de la plaie ne se manifeste pas d'emblée par des signes évidents et grossiers.* — Ou bien le diagnostic s'impose et « crève les yeux » ou bien il n'est pas possible par le seul examen clinique. Par conséquent, que faut-il faire, en présence d'une plaie bénigne, ou paraissant telle ? C'est ce que nous allons étudier.

Nous discuterons la valeur de tous les signes que l'on peut observer — ou ne pas observer — et nous concluons — comme Chaput l'a fait à la Société de chirurgie — à la *faillite* de la clinique en matière de diagnostic de plaie de l'abdomen (quand la pénétration n'est pas évidente).

Nous pensons donc que toute plaie bénigne (non pas suspecte, mais seulement bénigne) doit être débridée, agrandie, explorée *de visu.*

Nous consacrerons ensuite un court chapitre à la suture des parois au fil métallique après la laparotomie, et nous terminerons par quelques considérations sur le traitement des plaies de l'abdomen en chirurgie de guerre.

CHAPITRE PREMIER

24 OBSERVATIONS INÉDITES

Statistique des interventions immédiates.

23 plaies. 1 contusion.

§ 1. — *Plaies compliquées (revolver)* : laparotomie, 6 cas. 4 guérisons. 2 morts.

§ 2. — *Plaies compliquées (couteau)* : laparotomie, 8 cas. 8 guérisons.

§ 3. — *Plaies non compliquées et non pénétrantes* : débridement explorateur, 9 cas. 9 guérisons.

Contusion : laparotomie, 1 cas. 1 guérison.

§ 1. — **Plaies pénétrantes et compliquées par revolver.**

Observation 1 (personnelle). — *Coup de revolver à la région épigastrique. Double plaie du foie. Double plaie de l'estomac. Intervention et laparotomie immédiate (30 minutes après l'accident). Guérison sans incidents, par première intention.*

Le 17 décembre 1912, à 1 heure, le jeune P... M..., âgé de 15 ans, jouait avec ses camarades et examinait un revolver chargé. Le coup part par accident et ce garçon reçoit la balle, à bout portant, en plein épigastre. Ses parents le conduisent immédiatement à Saint-Antoine : admission d'urgence à 1 h. 15, dans le service de M. Ricard, salle Dupuytren.

Petit orifice d'entrée, noir, sur la ligne médiane, à deux petits travers de doigt de l'appendice xiphoïde. État général normal, bon facies, bon pouls, état calme, pas de douleurs, pas de vomissement (quoique le blessé ait déjeuné à midi). Ventre souple. Laparotomie immédiate : il s'agit d'un revolver de petit calibre. En

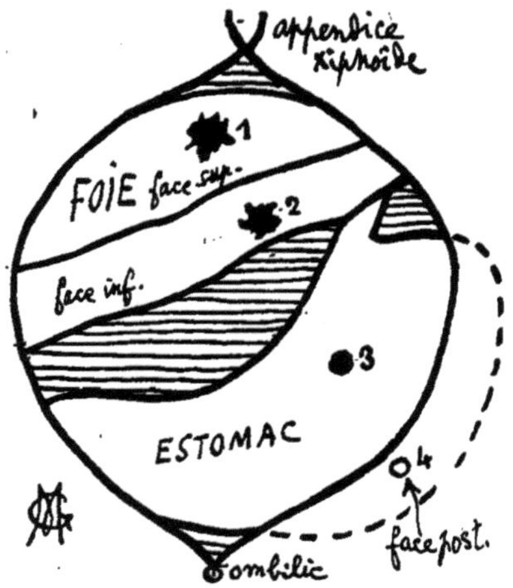

Fig. 1. — Schéma des lésions à l'intervention.

1 et 2, plaies du foie ; — 3 et 4, perforations de l'estomac.

somme, aucun signe fonctionnel local ou général *rationnel* de pénétration.

Intervention vers 1 h. 30.

Opérateur, G. Miginiac, interne de garde; aide, collègue Dutheillet de Lamothe.

Teinture d'iode, gants, chloroforme. (Anesthésie pénible par le fait de nombreux vomissements.)

Laparotomie médiane sus-ombilicale, ne descendant point cependant jusqu'à l'ombilic. Dès l'ouverture du péritoine, du sang *noir* s'écoule en assez grande abondance. Comme le patient pousse, le foie fait hernie et se présente dans la plaie. Nous voyons immédiatement une perforation déchiquetée, sur la face dorsale du lobe gauche : hémorragie noire en nappe qui cesse après la suture de la plaie par deux points isolés de catgut 2, passés avec l'aiguille Doyen, et très mollement serrés. Nous plaçons l'écarteur Ricard.

Examen de l'estomac : l'aide soulève le foie et nous découvrons à la fois une perforation au milieu de la face antérieure de l'estomac et une plaie sur la face inférieure du foie. Nous allons au plus pressé et nous fermons la perforation gastrique (ronde et nette) par deux sutures superposées, non pénétrantes, à la soie, en bourse (aiguille de couturières demi-courbe). Puis nous plaçons deux points isolés au catgut 2 sur la 2ᵉ plaie du foie : nous avons soin de charger beaucoup de substance hépatique, à distance de la plaie, et en profondeur.

Toute hémorragie a cessé. Nous décidons alors d'aller explorer la face postérieure de l'estomac. D'un coup de ciseaux, nous ouvrons le mésocôlon transverse en une zone avasculaire et nous attirons ainsi la face postérieure de l'estomac hors du ventre. Comme nous nous y attendions, nous trouvons une seconde perforation. Nous la fermons, comme la première, par deux sutures en bourse superposées, à la soie.

Nous n'avons pas trouvé, dans le ventre, de matières gastriques.

Nous refermons avec deux points de catgut la brèche mésocolique et examinons l'intestin grêle, qui nous paraît intact.

Nous plaçons un drain entre le foie et l'estomac et refermons la paroi en un plan au fil de bronze. Durée de l'intervention, 3o minutes.

Suites opératoires : parfaites. La température monte à 38° et redescend à la normale dès le 3ᵉ jour. Le drain est enlevé au bout de 48 heures. La guérison se fait sans complication, sans incident, sans suppuration. La plaie opératoire se réunit aseptiquement par première intention et les fils sont enlevés le 10ᵉ jour. Exeat le 20ᵉ jour (7 janvier 1913).

Observation 2 (personnelle). *Suicide. Coup de revolver à l'épigastre. Signes immédiats d'hémorragie interne. Laparotomie. Hémorragie par double plaie du foie. Suture du foie. Guérison.*

Mme Odette B..., âgée de 19 ans, se tire un coup de revolver, le 28 septembre 1912, vers 6 heures et demie du soir. Admission d'urgence à Saint-Antoine vers 7 heures et quart, dans le service de notre maître M. Ricard, salle Lisfranc.

Le facies est cyanique à tel point que nous pensons à une plaie du cœur, en voyant la malade dans la voiture d'ambulance. Mais nous constatons à l'épigastre l'orifice d'entrée d'une balle de revolver (calibre, 5 millimètres), à 1 centimètre à gauche de la ligne médiane, un peu plus près de l'appendice xiphoïde que de l'ombilic. La plaie est noire, « brûlée », comme recouverte de goudron. Pouls insaisissable. Bruits du cœur très accélérés (mais d'intensité normale), facies *bleu*, nez froid, langue froide, extrémités froides et respiration rapide. Pas d'hémoptysie, pas de paraplégie. Sonorités pulmonaires normales. Ventre indolore mais contracturé. Lucidité d'esprit intacte.

Nous pratiquons immédiatement une laparotomie.

Opérateur : Miginiac, interne de garde; aide, collègue Porak. Notre collègue Dutheillet de Lamothe assiste à l'opération.

Chloroforme, peau à la teinture d'iode, gants.

Au moment où la peau est incisée, 10 minutes à peine sont écoulées depuis que la malade a été amenée à l'hôpital.

Laparotomie verticale ombilico-xiphoïdienne sur la plaie (à 1 centimètre de la ligne médiane).

Une grande quantité de sang s'écoule du ventre. L'estomac fait hernie et se présente : il est intact sur ses deux faces. Nous mettons en place l'écarteur abdominal de Ricard et nous découvrons une plaie du foie, plaie déchiquetée en cratère où l'on peut loger l'index ganté, fissures radiées en étoile, forte hémorragie de sang noir, en nappe, inondant le champ opératoire. La plaie siège sur la face dorsale du lobe gauche.

Avec la grande aiguille Doyen nous passons, à distance des lèvres de la plaie, trois points isolés de gros catgut. Nous avons soin de charger beaucoup ce substance hépatique. Les trois points sont serrés et noués *très mollement*, lentement. L'hémorragie cesse dès que l'affrontement est réalisé.

Nous soulevons alors le foie en haut et nous voyons du sang noir (en petite quantité) sourdre de la face inférieure, mais très

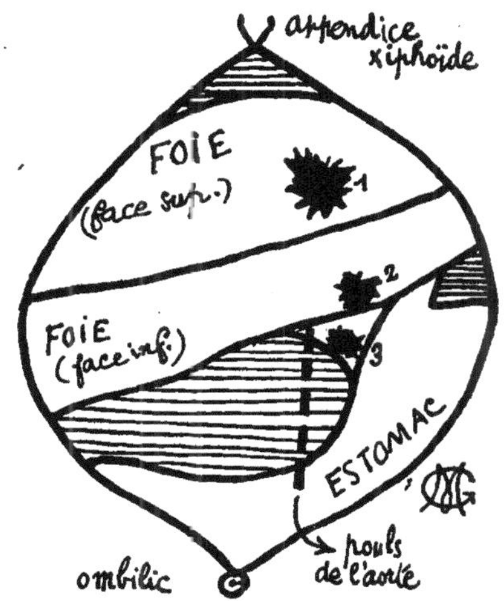

Fig. 2. — Schéma des lésions à l'opération.

1 et 2, plaies du foie ; — 3, plaie de faux de la coronaire.

loin, près du bord postérieur, tellement loin qu'il est impossible d'aller placer un fil de suture en ce point. L'estomac est attiré en bas, et nous découvrons alors une zone ecchymotique, une sorte de tache sanguine, un petit hématome *sur le cardia* et à côté du cardia, dans le petit épiploon, vers la faux de la coronaire. Pas de perforation du cardia. Nous comprimons l'estomac. Rien ne sort à ce niveau, ni liquide, ni gaz. Il n'y a pas d'hémorragie artérielle, mais un suintement noir, en nappe, sous lequel le doigt sent la pulsation de l'aorte abdominale. La compression fait cesser cette hémorragie. Nous nous décidons à placer dans la profondeur, dans la région cœliaque, une mèche et un petit drain (entre foie et estomac). Le drain et la mèche sortent du ventre par la plaie primitive. Suture de la paroi en un plan au fil de bronze. Deux crins cutanés supplémentaires. Grâce au sérum injecté sous la peau, le pouls est remonté à 110. L'opérée se réveille vite.

Dans la soirée, 3 litres de sérum sous la peau ou dans le rectum (goutte à goutte) 20 centimètres cubes d'huile camphrée.

A 11 heures du soir, pouls à 100, bien frappé, régulier; lèvres recolorées, mais le nez et les extrémités ne se réchauffent pas encore : température normale.

Suites opératoires : simples et favorables ; la température oscille d'abord de 38 à 39, puis dès le 5e jour tend à baisser pour redevenir normale le 7e jour. Mèche enlevée le 3e jour, drain le 4e. Pas un vomissement. Bon pouls. Selles et gaz. Ventre souple. Mictions normales. Le 10e jour, les fils sont enlevés. Le tiers supérieur et le tiers inférieur de la plaie sont réunis aseptique-ment. Le tiers moyen suppure (plaie primitive par la balle). Cavité béante, pansée à plat, aspiration quotidienne. Dès le 15e jour cette petite suppuration n'existe plus. Applications de nitrate d'argent. État général parfait. La malade se lève le 17e jour.

La malade sort de l'hôpital, guérie, le 19 octobre après 3 semaines de séjour dans le service. La guérison est complète le 1er novembre.

Une radiographie a montré alors que la balle est logée dans la base du poumon gauche, à deux doigts du bord latéral du thorax, à la hauteur du 10e espace intercostal.

Observation 3 (*personnelle*). — *Suicide. 2 coups de revolver. Premier coup dans l'abdomen. Second coup dans l'oreille. Laparotomie immédiate. Plaie de l'épiploon. Extraction secondaire de la balle cranienne. Guérison.*

Le 3 juin 1911, Louis de R...., âgé de 73 ans, tente de se suicider en se tirant un premier coup de revolver au cœur et un second dans l'oreille droite.

Le blessé est conduit immédiatement à l'Hôtel-Dieu, à 6 heures et demie du soir. Admission d'urgence, salle Saint-Côme, dans le service du regretté docteur Guinard, notre maître. Lucidité d'esprit intacte. Ni excitation, ni obnubilation. Calme absolu du blessé. Oreille, cou, face, souillés de sang. Nous constatons l'existence de 2 blessures par balle, à savoir : 1° un orifice noir et déchiqueté à l'oreille droite, dans la cavité de la conque, en avant de l'anthelix, au-dessus et en arrière de l'orifice du conduit auditif ; 2° orifice noir et arrondi, au niveau de l'espace de Traube, sur le rebord costal, au niveau de la 8e côte.

Aucun signe d'accident intra-cranien : pouls à 80 et régulier, pupilles normales, pas de torpeur, pas d'hémiplégie ni de parésie. D'ailleurs, à bien regarder, on voit la balle enchâssée dans l'os.

Aucun signe abdominal. Ventre souple, indolore, sonore, pas de signe local ni général permettant de penser à quelque lésion abdominale. Pas de signe d'hémorragie interne en particulier. Bon pouls et bon facies.

Aucun signe thoracique, ni toux, ni hémoptysie ni dyspnée. Sonorité et respiration normales. Bruits du cœur normaux.

La situation est donc celle-ci : *Il n'y a rien à faire pour l'instant, ni dans le crâne, ni dans le thorax, mais l'abdomen ?* La balle a-t-elle filé vers le thorax ou dans le ventre ? Si cette seconde hypothèse est vraie, il faut faire une laparotomie. Le blessé ne peut dire si l'arme était dirigée en haut ou en bas.

Dans le doute que nous avons sur la conduite à tenir, nous prions notre maître Guinard de venir voir le blessé. Notre maître juge nécessaire d'ouvrir le ventre, et veut bien nous faire opérer en sa présence, à 7 heures du soir (30 minutes après l'arrivée du blessé).

Opérateur, Miginiac, interne de garde; aide, docteur Piquand.

Le docteur Guinard, chef de service, assiste à l'opération.

Gants, peau à la teinture d'iode. Anesthésie générale au kelène d'abord, puis au chloroforme.

Incision latérale gauche, suivant le rebord du thorax et passant par la plaie. Dès que la pénétration abdominale est démontrée, l'incision est agrandie jusqu'à la ligne médiane et atteint 13 ou 14 centimètres. Foie intact (lobe gauche), estomac intact, rate intacte (puisqu'il n'y a pas de grande quantité de sang dans l'hypochondre), côlon intact, l'épiploon est blessé, près de la grande courbure. Orifice noir, saignant. L'épiploon est déjà infiltré et truffé. Un petit jet de sang rouge coule dans le ventre.

L'épiploon infiltré est réséqué au-dessus de sa blessure. Ligature en chaîne au catgut n° 2.

La paroi est refaite suivant la technique Guinard. Surjet sur le péritoine, surjet sur le muscle. Bronzes cutanéo-musculaires noués sur une compresse après affrontement de la peau avec agrafes. Un petit drain.

Pansement, puis l'oreille est inondée de teinture d'iode. La balle « tient » dans la profondeur et nous renonçons à l'enlever.

Suites opératoires: favorables. Le 5 juin, nous dégageons au ciseau la balle enchâssée dans le temporal. Elle est aplatie et déchiquetée et nous l'extirpons.

Le 9 juin, fièvre de 40° et expectoration purulente. Congestion pulmonaire bilatérale, souffle tubaire et matité aux bases. Electrargol veineux et huile camphrée. Le malade guérit et la fièvre tombe en quelques jours.

La plaie opératoire suppure. Cavité purulente qui se comble peu à peu par bourgeonnement. La plaie de l'oreille guérit sans incidents. Le malade quitte l'Hôtel-Dieu, guéri, en juillet 1911.

Observation 4 (Personnelle) — *Suicide. Coup de revolver à l'espace de Traube. Aucun signe de pénétration abdominale. Débridement. Pénétration. Laparotomie médiane. Perforation et infiltration sanguine du côlon transverse. Guérison.*

Le 2 janvier 1913, à 8 h. 30 du matin, Auguste R..., 56 ans, se tire un coup de revolver, dans une tentative de suicide. Arme de

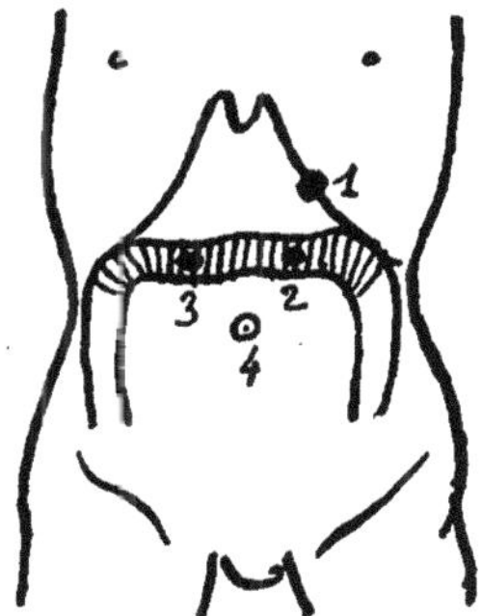

FIG. 3. — Schéma des lésions à l'opération.

1, orifice d'entrée de la balle; — 2, 3, perforations et infiltration sanguine du côlon transverse; — 4, ombilic.

petit calibre et de mauvaise qualité. Le blessé vient à l'hôpital Saint-Antoine à 9 h. 30 et est admis 'dans le service de M. Ricard, salle Velpeau. Nous le voyons quelques minutes après et intervenons d'urgence vers 10 heures du matin, en présence de M. Labey, chirurgien des Hôpitaux.

Coup de feu sur le rebord costal gauche au niveau de l'extrémité antérieure de la 9° côte. L'orifice siège sur le versant abdominal du rebord costal. *Le blessé a tiré de droite à gauche et de bas en haut,* affirme-t-il.

Aucun signe pulmonaire : ni dyspnée, ni toux, ni hémothorax, ni hémoptysie. Pouls parfait. Pas de vomissement. Ventre indolore. État général normal. Ni anxiété et excitation. Calme parfait.

Nous décidons d'explorer immédiatement la plaie pour savoir s'il y a pénétration abdominale. Il n'y a pas d'orifice de sortie.

Opérateur, Miginiac, interne du service; aide, Mlle Patte, externe du service.

Teinture d'iode. Anesthésie locale à la novocaïne à 1/200. Incision verticale de la peau, puis de l'aponévrose. Incision du muscle sur l'orifice d'entrée. En arrivant sur le péritoine, après avoir écarté les fibres musculaires, nous voyons du sang s'écouler de la profondeur et l'épiploon apparaît. Cette exploration a été lente, difficile et a duré 25 minutes.

Anesthésie générale au chloroforme et laparotomie immédiate.

Incision médiane xipho-ombilicale. Ecarteur Ricard.

Le côlon transverse apparaît, noir comme un boudin, infiltré de sang. Le méso est également infiltré de sang. Une boutonnière permet d'évacuer des caillots noirs ayant l'aspect et la consistance de confiture et de raisiné. L'estomac adhère à l'intestin grêle et la face postérieure de l'estomac adhère presque entièrement au mésocôlon transverse et à une anse grêle. Foie intact, estomac intact, intestin grêle intact, mais le côlon transverse est tellement infiltré de sang qu'au premier examen on ne voit rien.

Cependant en y regardant bien, nous découvrons au niveau de la ligne médiane une perforation non douteuse. Nous la fermons par un surjet en bourse à la soie, enfoui lui-même sous une bourse séro-séreuse au catgut oo.

Nous croyons également découvrir dans une zone hémorragique un point suspect qui nous paraît être une seconde perforation. Rien ne s'en écoule. Cependant nous enfouissons ce point suspect sous une bourse séro-séreuse au catgut oo avec l'aiguille de couturière. Rien ne saigne plus. Nous fermons la brèche que nous avons pratiquée dans le mésocôlon transverse pour explorer la face postérieure de l'estomac. Un drain devant et un drain derrière le côlon transverse. Suture de la paroi en un plan au fil de bronze. Cette seconde partie de l'opération sous chloroforme a duré 1 heure en raison de la difficulté de l'exploration des viscères par le fait d'adhérences pathologiques antérieures et d'infiltrations sanguines sous-séreuses.

Suites opératoires : très favorables. Nous enlevons les drains le 4ᵉ jour et les fils le 10ᵉ jour.

Réunion aseptique par première intention. Guérison.

Observation 5 (Personnelle). — *Suicide. Coup de revolver dans la région inguinale droite. Pas de signes de pénétration (trois heures sont écoulées depuis l'accident). Débridement de la plaie, suivi de laparotomie médiane. Ventre plein de sang. Double perforation du ligament large. Double perforation du rectum. Éventration post-opératoire. Mort par suppuration le 66ᵉ jour.*

Le dimanche 6 octobre 1912, à 7 heures du matin, la femme M., 47 ans, journalière à Montreuil-sous-Bois, se tire un coup de revolver dans le ventre. Admission à Saint-Antoine, à 10 heures du matin, dans le service de notre maître, M. Ricard (salle Lisfranc). Il s'agit d'une femme *énorme*, très obèse ; orifice d'entrée de la balle (revolver de *bazar*) au-dessus de l'arcade crurale droite. Le coup a été tiré de haut en bas, et il se peut fort bien que la balle soit allée dans la fesse ou dans la cuisse sans avoir touché le péritoine, d'autant plus que l'état de la malade est pseudo-normal. Pouls à 80, régulier. Pas de douleurs, pas de vomissement. Ventre souple (?) et indolore. Langue humide, facies normal, respiration normale. La plaie est noire et il y a un petit hématome sous-cutané.

Ajoutons que l'urine évacuée par cathétérisme est parfaitement limpide.

Nous décidons de débrider la plaie pour voir si le péritoine est intéressé et nous employons d'emblée le chloroforme et non la novocaïne, en raison de l'obésité de la femme.

Intervention à 10 h. 30.

Opérateur, Miginiac, interne du service ; aide, collègue Girou ; anesthésie, Barreau, Croquefer, Sémelaigne, externes du service.

Gants, teinture d'iode..

1º Incision verticale sur la plaie. Mise à nu de l'arcade. La plaie est bien abdominale et non crurale Enorme couche de

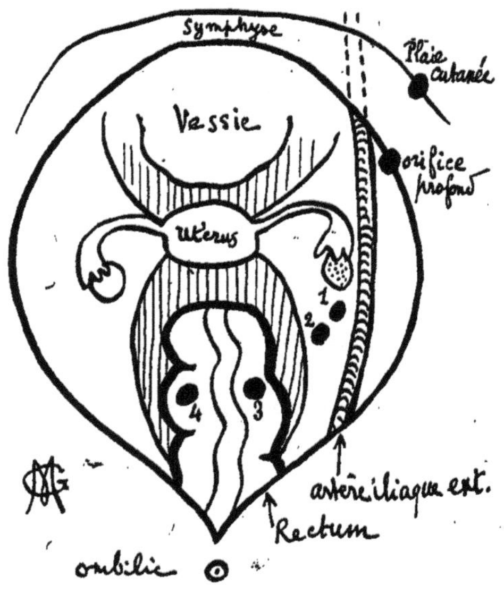

Fig. 4. — Schéma des lésions à l'intervention (position inclinée).

1 et 2 perforations sur le ligament large ; — 3 et 4 perforations sur le rectum.

graisse. Débridement de l'orifice aponévrotique, à ciel ouvert. Écartement (pénible) de la plaie musculaire. Dans ce puits, des ciseaux fermés, abandonnés à leur poids « entrent » librement dans le ventre.

2º Laparotomie médiane sous-ombilicale après suture de la première plaie par un bronze.

Le péritoine, dès qu'on arrive sur lui, est *noir* comme dans inondations de rupture de grossesse tubaire. Dès qu'il est

ouvert, un flot de sang noir s'en écoule, comme dans les héma-
tocèles, de gros caillots s'échappent à l'extérieur. Nous évacuons
tout ce que nous pouvons enlever à pleines mains et avec des
compresses.

Puis, à la manière de notre maître, M. Ricard, nous plaçons,
en les chiffonnant, trois immenses champs dans le ventre, tassés

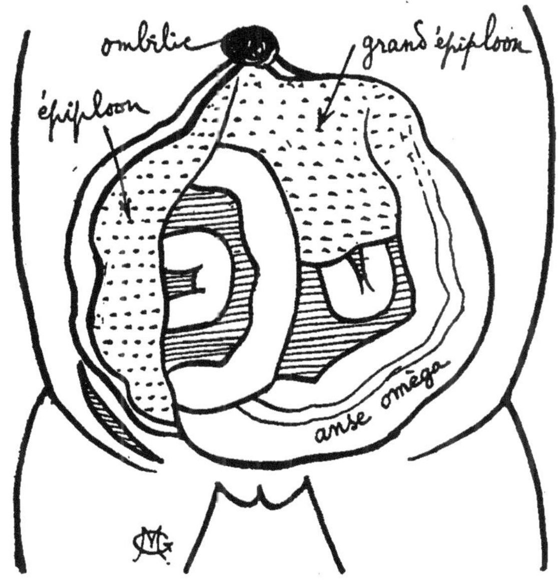

Fig. 5. — Schéma de l'éviscération, le 25 octobre.

jusqu'au diaphragme, un à droite, un à gauche, un au milieu. Ces
champs sont enfoncés jusqu'à ce qu'ils aient *disparu* dans
l'abdomen supérieur. Dès lors l'excavation est vide, libre et le
ventre est protégé. L'écarteur Ricard est mis en place et la malade est mise en position inclinée.

Le sang vient du Douglas, à flot, en abondance. Un tampon
enfoncé et serré dans le cul-de-sac, à bout de pince, arrête
l'hémorragie, et nous découvrons sur le rectum à la fin du côlon
pelvien, deux perforations rondes, symétriques, sur les faces laté-

rales droite et gauche de l'intestin. *La muqueuse fait hernie en
entonnoir et déverse dans le ventre des matières fécales* (gros
comme une olive sur chaque perforation). Il n'y a pas encore de
matières dans la cavité pelvienne, cependant, chaque perforation est enfouie par une suture séro-musculaire en bourse à la
soie en un plan. Nous utilisons l'aiguille de couturière montée
sur pince de Kocher.

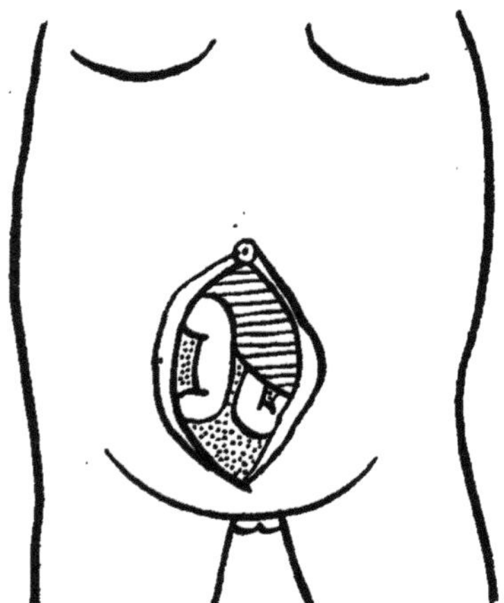

FIG. 6. — Schéma, le 15 novembre.

Le Douglas est extrêmement profond et malgré le tamponne-
ment l'hémorragie reparaît. Nous voyons alors 2 perforations
sur la paroi postérieure du ligament large droit, au-dessous de
l'ovaire, très bas et en dehors, tout près de la paroi pelvienne.
Ces deux perforations sont situées toutes les deux sur la face
postérieure, à 1 centimètre l'une au-dessus de l'autre. Rien
à la paroi antérieure du ligament large. La perforation supérieure ne saigne pas, la perforation inférieure est le siège d'une
forte hémorragie noire en nappe. Chaque orifice est ainsi suturé.
Une pince attire en dedans le ligament large, et en haut (pour
éviter l'uretère), l'aiguille Doyen transfixe le cône ainsi formé
et un catgut est lié deux fois autour des tissus transfixés.

On voit l'orifice profond du trajet pariétal de la balle à 1 centimètre de l'arcade, à quelques millimètres du pouls de l'iliaque externe. Il y a tout autour un hématome sous-séreux.

La vessie est intacte. L'intestin grêle également comme l'anse oméga.

Un drain dans le Douglas. Suture des parois en un plan au bronze. L'intervention a duré *en tout* 40 minutes, dont 6 mi-

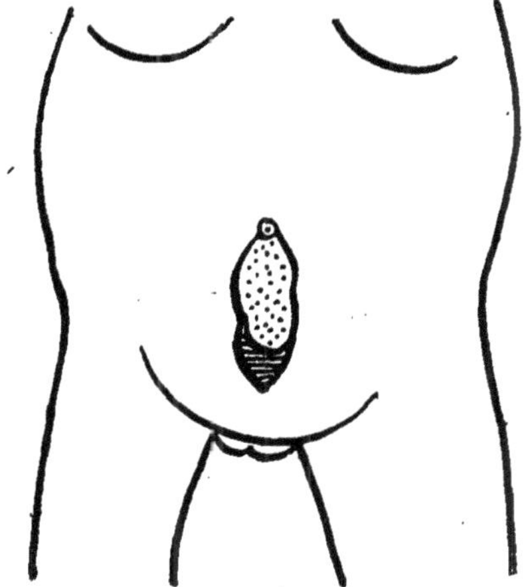

FIG. 7. — Schéma, le 12 décembre.

nutes pour le débridement explorateur de l'orifice d'entrée de la balle et 34 minutes pour la laparotomie. (La suture au fil métallique a demandé 5 minutes.)

La balle a donc pénétré de haut en bas, de droite à gauche ; elle n'est pas ressortie et doit être dans le périnée postérieur ou la fesse gauche. Nous ne l'avons pas cherchée, naturellement. Après l'opération, pouls à 8c, mais affaibli.

Dès son réveil la malade est mise en position de Fowler. Deux chaises sous deux pieds du lit, côté tête. Sérum sous-cutané. Diète, huile camphrée, aspiration biquotidienne dans le drain, tels furent les soins consécutifs. Ajoutons que le soir de l'opération le pouls devint insaisissable, sans être accéléré, comme le montrait l'auscultation du cœur. En 25 minutes l'injection sous-cutanée de 1 centimètre cube d'adrénaline à 1/1.000 ramène le pouls à 75 pulsations et lui donne une force normale.

Dès le 3ᵉ jour, gaz et selle normale spontanée. Langue humide. Ventre souple et indolore. Ni nausées, ni vomissements. Bon facies. Tout était parfait, sauf la température.

Et le 5ᵉ jour, nous sommes obligés d'enlever les fils, de désunir la plaie qui suppure et devient rouge et fétide. Il en résulte une vaste surface purulente, avec fausses membranes recouvrant les anses intestinales. 39° tous les soirs.

Lavages à l'eau oxygénée étendue et pansement humide. Le caractère putride disparaît et la vaste plaie est tous les jours lavée au sérum physiologique et pansée avec une toile imperméable de « protective », car les compresses « collaient » aux anses qu'on éraillait à vif à chaque pansement.

Jusqu'à la mort de la malade, ce pansement fut continué chaque jour. Ajoutons que toujours le pouls fut parfait et la langue humide. Le pouls ne dépassa jamais 100 pulsations.

La température oscille de 38 à 40°, jusqu'au 20 octobre, reste à 38° du 20 au 30 octobre et, à part quelques ascensions, se maintient ensuite définitivement *au-dessous de* 38°, jusqu'à la veille de la mort.

L'état général s'améliore rapidement, l'appétit revient. Un œdème des membres inférieurs, apparu les premiers jours, a disparu. La malade mange, dort, urine, va à la selle, ne souffre pas. On la considère, dès la fin d'octobre, comme devant guérir. La langue est parfaite, le pouls normal.

La vaste plaie se rétrécit chaque jour, peu à peu, lentement, régulièrement comme le montrent nos schémas (Le jour de la mort, la surface cruentée n'avait pas plus de 5 centimètres de large et s'épidermisait rapidement depuis quelques jours). Tout allait donc bien en apparence.

Le 11 décembre au soir, la température monte à 40°. Dyspnée, facies péritonéal, langue sèche, œil cave, ventre ballonné à droite et sensible, vomissements, pouls filant. Le 12 au matin, même état, 38°,5. Le 12 au soir, 40°. Coma. Mort dans la soirée.

Autopsie le 14 décembre par notre collègue Brodin : pus plein le ventre ; masse intestinale agglomérée en un paquet qu'il faut

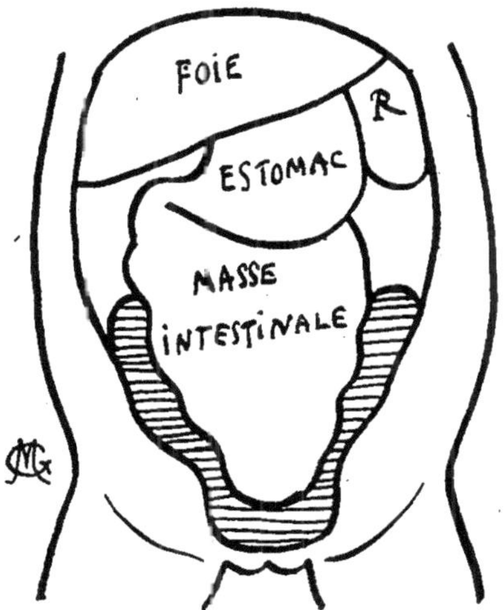

FIG. 8. — Schéma de la cavité purulente (fosses iliaques et Douglas).

sculpter à coups de ciseaux, et vaste cavité purulente dans le petit bassin remontant dans la fosse iliaque droite et dans la fosse iliaque gauche. Dans cette énorme cavité purulente, la masse intestinale plongeait en battant de cloche. Impossible, dans ce magma de fausses membranes, de retrouver ni le rectum, ni l'utérus, ni les annexes. Cette cavité purulente est tapissée d'une couche épaisse de fausses membranes pyogéniques sous lesquelles on ne reconnaît plus rien.

Observation 6 (communiquée par notre ami et collègue EMILE
GIROU). — *Coup de revolver Browning à bout portant dans
l'abdomen. Laparotomie. Suture de 5 perforations intestinales
et de 1 perforation vésicale. Mort le 10ᵉ jour par péritonite
généralisée.*

Le 3o juillet 1912, à 4 heures du soir, le jardinier R... (du bois
de Vincennes) reçoit un coup de revolver d'un malfaiteur pour-
suivi par des agents et auquel il voulait barrer la route. Arme :
revolver Browning. Admission d'urgence à Saint-Antoine, salle
Velpeau, dans le service de M. Ricard. Orifice d'entrée au-dessous
de l'ombilic. Bon pouls. Ventre tendu. Sang dans la vessie
(cathétérisme).

Laparotomie immédiate (45 minutes après l'accident).

Opérateur, Girou, interne de garde ; aide, Miginiac.

Chloroforme. Teinture d'iode. Laparotomie médiane sous-
ombilicale, et découverte sur le grêle de cinq perforations.
Quatre sont groupées à 5 ou 6 centimètres l'une de l'autre, la
5ᵉ est à distance, on cherche une 6ᵉ perforation (on ne la trouve
pas), la muqueuse forme bourrelet, hernie, orifice béant. Les
matières intestinales sont déjà écoulées dans le ventre, autour
des perforations. Enfouissement des perforations par des sutures
à la soie, en bourse séro-musculaire. Découverte et suture ana-
logue d'une perforation de la vessie. Suture des parois en un
plan au bronze. Drain.

L'opéré est mis, dès son réveil, en position de Fowler. Diète.
Sérum intrarectal à la Murphy. Huile camphrée. Spartéine.
Aspiration biquotidienne dans le drain, tel fut le traitement
consécutif à l'opération.

Les urines sont claires. La température monte à 39°. Dès le
3ᵉ jour, diarrhée ; profuse le 4ᵉ, facies grippé. Pouls petit. Ventre
ballonné. Vomissements noirs, répétés, malgré les lavages de
l'estomac. Suppuration de la plaie. Dyspnée. Toux. Ictère le

5ᵉ jour. Langue sèche. Ventre dur et tendu comme un tambour.
Le malade meurt dans le collapsus le soir du 10ᵉ jour, emporté
par cette péritonite diffuse purulente avec septicémie.

Jusqu'au 5ᵉ jour le pronostic avait été bon.

Autopsie à la Morgue. Les résultats nous en sont inconnus.

§ 2. — Plaies compliquées par couteau.

Observation 7 (personnelle). — *Double plaie de l'abdomen par
coups de couteau. Pénétration douteuse. Débridement explorateur puis laparotomie. Perforation de l'estomac et de l'intestin. Plaies épiploïques. Ventre plein de matières liquides. Guérison.*

Dans la nuit du 7 au 8 décembre 1911, des agents conduisent
à l'Hôtel-Dieu la nommée Blanche D. (f. S.), âgée de 18 ans, qui
vient d'être blessée dans une rixe aux Halles. Admission d'urgence salle Sainte-Marthe, dans le service de notre regretté
maître Guinard, remplacé par M. Desmarest, chirurgien des
Hôpitaux.

Il existe deux plaies d'aspect « bénin », toutes petites, linéaires,
semblant superficielles, longues de 1 centimètre à peine et siégeant
l'une au-dessus du pubis, l'autre au-dessous et à droite de l'ombilic. On dirait qu'il s'agit d'un coup de canif superficiel. On ne peut
même pas mobiliser les lèvres cutanées. Pas d'hémorragie.
Ventre souple. Pas de sang dans la vessie (au cathétérisme).
Pouls normal, état anxieux et un peu agité (la malade vient de
souper copieusement). Facies normal. Mais deux choses nous
frappent : la malade vomit devant nous, et elle est couchée en
chien de fusil.

La pénétration est douteuse, quoique probable, et avec nos
collègues Velter et Bénard, nous débridons la plaie supérieure,
après anesthésie locale à la novocaïne. Après avoir incisé la peau,

nous attirons au dehors un morceau d'épiploon et la laparotomie
est décidée et pratiquée séance tenante.

Opérateur, Miginiac, interne du service; aide, collègue Bénard,
interne de garde; anesthésie, collègue Velter, interne de garde.

Chloroforme. Teinture d'iode. Gants. Laparotomie verticale
sur la plaie supérieure, un peu à droite de la ligne médiane. Agrandie ultérieurement, l'incision arrive à deux travers de doigt du
xiphoïde, et descend à quatre travers de doigt du pubis.

Dès que le péritoine est ouvert, une grande quantité de liquide
laiteux, jaunâtre et par moments sanglant, s'écoule à l'extérieur
et nous découvrons successivement :

1° Une plaie pénétrante de la paroi antérieure de l'estomac en
son milieu, plaie de 5 à 6 millimètres, estomac énorme, occupant
la moitié du ventre, plein et distendu. Sous pression de la main,
des liquides jaunes (en jet) et des gaz (avec des sifflements) s'en
échappent pendant les manœuvres opératoires. La perforation
est enfouie par une bourse séro-musculaire au fil de lin avec
l'aiguille de couturière.

Cette suture est enfouie sous une seconde suture séreuse également en bourse.

A travers une brèche artificielle pratiquée dans le mésocôlon
transverse, nous constatons *de visu* que la paroi postérieure de
l'estomac est intacte. Le foie n'a pas été touché non plus.

2° Nous découvrons ensuite une plaie saignante du grand épiploon infiltré de sang et noir.

La partie « truffée » est réséquée après ligature en amont du
point qui saigne. Nous enlevons ainsi à peu près la moitié droite
de l'épiploon.

3° Nous apercevons ensuite une anse grêle perforée près du
cæcum, à la fin de l'iléon. *Les matières s'écoulent librement, liquides,* dans le ventre. La perforation pourrait admettre le calibre
d'un crayon. La muqueuse ne fait pas hernie. L'orifice est *béant*.

Enfouissement par deux sutures superposées au fil de lin, en
bourse à la Lambert, avec l'aiguille de couturière. Tout autour
de la perforation, il y a, sur l'anse malade, trois membranes jaune

d'or. (L'intervention a été pratiquée environ 45 *minutes après* la blessure.)

4° A 10 centimètres de cette perforation, nous découvrons sur le grêle, en amont, une éraillure non perforante. saignante, sur la même anse, quelques points séro-séreux enfouissent cette petite lésion.

Toutes ces lésions ont été « vues » sans être « recherchées » méthodiquement. Cette besogne étant terminée, nous examinons méthodiquement le tube digestif, du duodénum au cæcum. Nous examinons l'anse oméga. Nous faisons incliner la malade et nous examinons le petit bassin : la vessie est intacte. Rien ne saigne nulle part. Nous épongeons les liquides. Le ventre est refermé en un plan au fil de bronze, un drain en haut, 1 drain en bas au Douglas. Durée de l'opération : 1 heure. Pouls à 80.

Voici les suites : température élevée, en plateau de 38° à 39°. Bon pouls quoique rapide à 120. Malade mise en position assise de Fowler. Gaz par l'anus le 3ᵉ jour. Aspiration dans les drains. Selle le 5° jour spontanément. Pas de vomissements. L'aspiration biquotidienne ramène des drains, des liquides sanguinolents en haut et en bas dès le 3ᵉ jour.

Le 18 décembre (10° jour), les bronzes sont enlevés. Quelques gouttes de pus s'écoulent par le fil du milieu. La paroi tient bien. Iode. Puis apparaît un œdème considérable des grandes lèvres et du pubis, jusqu'à la paroi abdominale.

20 décembre.— 39°,5 de température et pouls à 130, paroi rouge sensible. Nous la désunissons d'un coup de sonde cannelée et créons ainsi une surface ovalaire, rouge, tomenteuse, purulente, soulevée par les anses intestinales visibles par leurs mouvements. Lavages oxygénés et pansements humides. Puis cette surface bourgeonne et prend bon aspect. A partir du 25 décembre, la température tombe à 38°.

En janvier 1912, quand nous quittons le service, la malade est en bon état. Température oscillant de 37 à 38°. La plaie rétrécie et propre, ne suinte plus.

Le 12 février, nous revoyons la malade qui circule dans la salle et a repris bon aspect. La plaie est à peu près cicatrisée.

Le 25 février 1912, la malade, parfaitement guérie, sort de l'Hôtel-Dieu, après 3 mois de traitement à l'hôpital.

Observation 8 (Personnelle). — *Coup de couteau à l'épigastre. Pénétration évidente. Laparotomie. Hémorragie. Plaie du foie (suture). Guérison.*

Joseph R. (sujet espagnol), 24 ans, ébéniste, est frappé d'un coup de couteau dans la nuit du 25 au 26 mai 1912. Admis à Saint-Antoine à 2 heures du matin, salle Velpeau, dans le service de notre maître, M. Ricard.

Le blessé est venu à pied à l'hôpital. Il présente une large plaie de 4 centimètres de longueur et 2 centimètres de large, béante, ouverte, à gauche de la ligne médiane à un travers de doigt à peine du xiphoïde. La plaie a beaucoup saigné et saigne encore. Sang noir en nappe. Et à chaque inspiration un *gargouillement* bruyant se produit au niveau de la plaie et l'hémorrágie augmente régulièrement à ce moment.

Facies coloré, pouls excellent, à 100, bruits du cœur normaux. Pas d'hémoptysie. Le coup a été donné de bas en haut par un compatriote compétent à ce jeu. La lame n'a certainement pas pénétré dans le thorax, mais une laparotomie s'impose sans discussion. Teinture d'iode. Chloroforme.

Opérateur, Miginiac, interne de garde ; aide, collègue Séguinot.

Incision en baïonnette pour éviter l'ombilic et utiliser la plaie. L'incision part à gauche du rebord thoracique et descend verticalement (il a fallu, pour explorer le foie, la prolonger vers la droite, au-dessus puis à droite de l'ombilic).

Avec des valves abdominales nous découvrons la face convexe du foie ; et sur le lobe gauche, mais très haut, sur le sommet de la face convexe, nous voyons une plaie antéro-postérieure nette, béante, longue comme les deux dernières phalanges de l'index gauche. Il s'en écoule du sang noir en assez grande abondance pour gêner la suture et rendre pénible la luxation de l'organe. En profondeur cette plaie peut avoir 3 centimètres environ.

Pour qu'il soit possible de voir la plaie, l'aide doit faire un effort pénible et continu en tirant en haut sur une grande valve.

Avec l'aiguille Doyen nous passons six gros catguts n° 2 à points isolés, en chargeant beaucoup de substance hépatique, surtout en profondeur. Il ne reste pas d'espace mort. Ces fils sont noués et serrés *très mollement*. L'hémorragie cesse. Examen de la face inférieure du foie : rien d'anormal.

Cependant un léger suintement rouge reparaît sur la face du foie. Une mèche est tassée entre foie et diaphragme, lequel paraît intact, et l'est sûrement en raison du siège de la plaie hépatique. Un petit drain est glissé sous la mèche sans aller aussi profondément.

Paroi au bronze en un plan. Mèche et drain sortent par la plaie primitive, à la partie supérieure de l'incision.

Suites : parfaites. Pouls normal, pas d'ictère ni de fièvre (38° les deux premiers jours).

Le 28 mai la mèche est enlevée et l'aspiration est pratiquée dans le drain avec le Potain et une sonde Nélaton : liquide marron sans odeur. Le drain est enlevé le 29.

Le 1er juin, il faut désunir la moitié supérieure de la plaie (siège de la plaie traumatique), car il s'y est formé un peu de pus.

La moitié inférieure se réunit par première intention.

Guérison complète en 15 jours et le blessé est envoyé à Vincennes en convalescence, 35 jours après l'opération. Revu le 9 juillet le blessé est complètement guéri.

Observation 9 (personnelle). — *Coup de couteau dans le flanc gauche. Plaie bénigne. Pénétration improbable. Débridement explorateur. Hernie épiploïque sous-cutanée. Laparotomie. Guérison.*

Charles M..., sujet italien, âgé de 40 ans, est conduit à l'Hôtel-Dieu le 11 novembre 1911, à 11 heures du soir, blessé de plusieurs coups de couteau. Il vient à pied, soutenu par des agents. Admission salle Saint-Côme, dans le service de notre regretté maître Guinard, remplacé par M. Desmarest, chirurgien des hôpitaux.

Petite plaie dans le flanc gauche, lèvres collées, non mobilisables, pas d'hémorragie. On voit un petit hématome pariétal et un *peloton adipeux* sous-cutané entre les lèvres de la plaie. Pouls normal. Ventre normal. Pas de douleurs. La plaie paraît non pénétrante.

Cependant, M. Desmarest étant absent, nous prions M. Labey, chirurgien de garde, de venir voir le blessé. Malgré la bénignité de son état, le docteur Labey croit également que la plaie n'est pas pénétrante et nous laisse le soin de la débrider sous anesthésie locale, pour nous en assurer.

Intervention à minuit.

Opérateur, Miginiac, interne de garde ; aide, Colleville, interne provisoire.

Peau à la teinture d'iode. Anesthésie locale avec quelques injections de novocaïne à 1/200. Pendant que nous attendions que quelques minutes se fussent écoulées avant d'inciser la peau, nous eûmes l'idée de saisir avec une pince ce lobule graisseux sous-cutané. Quelle fut notre surprise d'amener ainsi à l'extérieur une longue frange épiploïque !

Anesthésie générale immédiate au chloroforme. Laparotomie verticale sur la plaie. Résection de l'épiploon saisi. Exploration de l'abdomen. Ni matières ni sang dans le ventre. Côlon gauche intact, anses grêles voisines intactes.

La paroi est refermée au bronze en un plan, un petit drain pendant 48 heures.

Suites : parfaites. Guérison par première intention.

Le blessé avait reçu trois autres coups de couteau dans les régions sus-sous-épineuses gauches. Plaies non pénétrantes. Résorption sans suppuration d'un volumineux hématome sous-cutané.

Le 20ᵉ jour après l'opération, le blessé, guéri, va à Vincennes, en convalescence.

Observation 10 (communiquée par notre ami et collègue RAIS, de Chalon-sur-Saône). — *Suicide. Coup de couteau dans le ventre. Pas de signe grave de pénétration 16 heures après le coup. Laparotomie. Ventre plein de sang. Hémorragie de cause inconnue. Guérison.*

Albert C..., 27 ans, cordonnier, entre à l'hôpital Saint-Louis, dans la soirée du 1ᵉʳ juin 1909 (service de M. Rochard). Il s'agit d'un coup de couteau dans le ventre. L'accident remonte à 8 heures du matin. Plaie siégeant du côté droit, sur le bord externe du grand droit au niveau de son tiers supérieur. Shock léger. Pouls à 100. Ventre sensible, légère voussure sus-ombilicale, le blessé a uriné, n'a pas vomi, ne souffre pas. Mais le ventre manque de souplesse.

Intervention à minuit par Rais (interne de garde). Laparotomie médiane sus-ombilicale. Ventre plein de sang (1 litre environ). Gros caillot sous le foie et la vésicule biliaire. Pas d'autre lésion. Examen méthodique du foie, des voies biliaires, de l'estomac, de l'épiploon, de la rate, de l'intestin jusqu'au cæcum. On ne trouve rien. L'incision est agrandie en bas. Examen du gros intestin : rien. Appendice sain. Impossible de découvrir la source de l'hémorragie. Suture de la plaie traumatique. Suture de la plaie opératoire au bronze en un plan. Pas de drain. Guérison aseptique *per primam*. Exeat le 27 juin.

Observation 11 (communiquée par notre ami et collègue SAIGET, de Lorient). — *Suicide. Double plaie de l'abdomen (couteau). Hernie intestinale. Suture de la paroi en trois plans. Éventration post-opératoire. Suture en un plan métallique. Guérison.*

P..., 56 ans (route d'Aubervilliers à Pantin), tente de se suicider le 9 juin 1909. Deux coups de couteau de cuisine, près de l'ombilic, à 3 heures de l'après-midi, deux plaies superposées sur la ligne médiane. Par chacune de ces larges plaies, l'intestin fait hernie.

Intervention d'urgence dans le service de M. Rieffel à l'hôpital Saint Louis par Saiget, interne de garde. Nettoyage de l'intestin. Une éraillure (enfouissement). Pas de perforation ni sur l'intestin, ni sur l'estomac. Hémorragie et hématome de l'épiploon (résection de la portion infiltrée). Drainage. Suture de la paroi en trois plans (catgut, soie).

Le blessé, emphysémateux et obèse, tousse beaucoup et fait sauter ses sutures le 12 juin (3ᵉ jour). Large éventration avec éviscération. Intestin dans le pansement. Nouvelle intervention. Suture des parois en un plan au fil d'argent. La bronchite suit son cours. Réunion *per primam.*

Le blessé sort de Saint-Louis, guéri, le 4 juillet.

Observation 12 (communiquée par ÉMILE GIROU). — *Plaie pénétrante. Hernie épiploïque. Laparotomie. Guérison.*

Georges D..., 18 ans (12, Cité Guénot), entre d'urgence à Saint-Antoine, le 16 juin 1912, à 9 heures du soir, salle Velpeau, service de M. Ricard.

Coup de couteau exactement au point de Mac Burney, il y a une heure à peine. Le blessé n'avait pas encore dîné. N'a rien bu ni mangé depuis midi. Plaie de 1 centimètre avec hernie d'une frange épiploïque.

Intervention immédiate.

Opérateur, Girou, interne de garde ; aide, collègue Bougot. Chloroforme (20 minutes).

Résection de l'épiploon hernié, et laparotomie verticale sur la plaie. L'appendice (sain) se présente et est réséqué. Moignon non enfoui à la Ricard. Petite éraillure non pénétrante sur une anse grêle (enfouissement). Cæcum intact. Paroi au bronze en un plan. Pas de drain.

Suites opératoires : parfaites. Réunion *per primam*.

Le malade, parfaitement guéri, sort le 12ᵉ jour.

Observation 13 (communiquée par notre ami et collègue Séguinot). — *Coup de couteau. Pas de signes de pénétration. Laparotomie. Plaie de l'intestin. Guérison.*

X..., 45 ans, entre (juin 1912) à l'hôpital Saint-Antoine, service de M. Ricard, salle Velpeau, pour un coup de couteau à gauche de l'ombilic.

Plaie de 2 centimètres. Pas d'hémorragie. Ventre souple. Pas de vomissements. Pas de douleur. Pouls à 76. Facies normal. Le malade est venu à pied à l'hôpital. Chloroformisation. Laparotomie par Séguinot. Incision verticale (sur la plaie) de 10 centimètres de longueur. Section du grand droit. La plaie est pénétrante et le péritoine est incisé dans toute la longueur de la plaie.

Découverte de quelques anses sanguinolentes déjà agglutinées. Exploration de l'intestin. Découverte d'une perforation intestinale grêle. Plaie de 5 à 6 millimètres à travers laquelle la muqueuse fait hernie. Suture à la soie en bourse (deux plans de suture). Pas d'autres lésions.

Un petit drain est laissé dans le ventre. Parois suturées au bronze en un plan.

Guérison sans incidents. Réunion *per primam*.

Observation 14 (communiquée par notre ami et collègue Mondor). — *Suicide. Large plaie par coup de couteau. Hernie de
l'intestin. Deux perforations. Intervention et guérison.*

X... entre d'urgence à Tenon, le 16 décembre 1912, pour
plaie de l'abdomen (suicide). Coup de couteau. Plaie transver-
sale de 6 à 7 centimètres de longueur à droite de l'ombilic, une
anse intestinale est herniée, rouge, tendue, violacée, comme
étranglée. Sur la convexité de cette anse on voit une perforation
de 2 centimètres; par cette brèche la muqueuse fait hernie.
Mais il n'y a pas de « bouchon muqueux », car les liquides intestinaux s'écoulent librement à l'extérieur. Une seconde perforation (oblitérée celle-ci par un bouchon muqueux) est visible sur
le bord mésentérique de la même anse herniée.

Malade pâle, angoissé. L'accident remonte déjà à 2 heures.
*Un pharmacien, en ville, a touché la plaie et a essayé de réduire
cette anse doublement perforée.*

Intervention immédiate (Mondor) dans le service de M. Riche).

Chloroforme. Teinture d'iode. Nettoyage de l'anse herniée
au sérum chaud. Suture des deux perforations par points isolés (trois plans de sutures intestinales). Ligature d'une artère
mésentérique qui saigne en jet.

Agrandissement de la plaie latéralement. Exploration des anses intestinales voisines. Drainage. Suture de la paroi en trois
plans.

Guérison parfaite sans suppuration, sans fièvre et sans incidents.

§ 3. — **Plaies pénétrantes simples et non pénétrantes.**

Observation 15 (personnelle). — *Coup de couteau à la région épigastrique. Ivresse. Laparotomie exploratrice. Guérison.*

Le 14 juillet 1912, à 5 heures et demie du matin, des agents conduisent à l'hôpital Saint-Antoine un individu ivre et couvert de sang, qui déambulait par les rues en chantant à tue-tête.

Ce blessé, Émile J., 53 ans, complètement ivre, est en état de violente excitation. Il est impossible de savoir où, quand et comment il a été blessé. Ses vêtements sont couverts de sang déjà sec.

Il ne faut pas songer à palper le ventre et à examiner la plaie, tant le blessé s'agite.

Admission salle Velpeau, dans le service de notre maître M. Ricard. Nous nous proposons de débrider cette plaie à l'anesthésie locale.

L'homme est solidement attaché sur la table d'opération, chante, crie, s'agite. Il faut renoncer à toute tentative d'anesthésie locale. Anesthésie générale au chloroforme. Peau à la teinture d'iode.

Opérateur : Miginiac, interne de garde ; aide, Cavaillon, externe des hôpitaux.

Plaie béante de 2 centimètres sur la ligne médiane, plus près de l'appendice xiphoïde que [de l'ombilic. Hémorragie [par la plaie.

Débridement de la peau au-dessus et au-dessous. Incision de l'aponévrose. Écartement des fibres musculaires avec les écarteurs de Farabeuf.

Nous apercevons le péritoine et croyons entendre un petit sifflement, en même temps un peloton épiploïque apparaît dans le fond de la plaie. Nous ne savons pas si la plaie est vraiment pénétrante, si nous avons ouvert le péritoine sans le vouloir ;

quoi qu'il en soit il existe une brèche de 5 ou 6 millimètres dans
la séreuse. Immédiatement nous nous décidons à faire une laparotomie xipho-ombilicale, par prudence. Foie intact. Estomac
intact. Pas de sang dans le ventre.

Paroi suturée en un plan au fil de bronze. Drain de sûreté
pour 48 heures.

Suites : parfaites. Réunion *per primam.* Fils enlevés le 10ᵉ jour.
Le malade quitte l'hôpital, guéri, le 15ᵉ jour (29 juillet). (Un
autre coup de couteau dans le triceps brachial droit guérit sans
provoquer aucun incident.)

Observation 16 (personnelle). — *Coup de couteau à l'épigastre.
Vaste hématome pariétal. Débridement suivi de laparotomie
exploratrice. Guérison.*

Louis C., sujet italien, 25 ans, maçon, est blessé dans la rue
et conduit à Saint-Antoine le 10 août 1912, à 11 heures du soir.
Admission d'urgence salle Velpeau, service de M. Ricard.

La plaie, nette, linéaire, longue de 10 à 15 millimètres, saigne
beaucoup et siège au-dessous et à gauche de l'appendice
xiphoïde. La plaie occupe le sommet d'un cône formé par un
hématome pariétal, gros comme un œuf de poule. En pressant
sur la tuméfaction, on évacue des caillots noirs et on fait jaillir
du sang rouge.

Pouls à 80. Facies normal. Ventre souple et indolore. Ni douleurs, ni vomissements.

Désinfection à la teinture d'iode. Débridement de la plaie
après anesthésie locale par la novocaïne à 1/200. Nous évacuons l'hématome pariétal. La plaie semble aller loin dans la
profondeur, à travers le muscle et semble se diriger en haut.
Un caillot noir occupe le fond de ce puits. Le doigt enlève ce
caillot et immédiatement du sang rouge s'écoule en abondance,
venant de la profondeur. Le bout de l'index passe à travers un
diaphragme de consistance fibreuse, au delà duquel on a la

sensation d'être dans une cavité libre. Conclusion : le doigt est dans le ventre et le sang doit venir d'une plaie du foie.

Anesthésie générale au chloroforme. Laparotomie verticale xipho-ombilicale sur la plaie. On voit en arrivant sur le péritoine ceci : il existe un espace décollé derrière l'appendice xiphoïde entre la gaine postérieure du droit et le péritoine qui semble être intact. Le diaphragme perçu par le doigt n'était point une boutonnière séreuse mais aponévrotique. Le doigt n'était pas dans le ventre, mais dans un foyer assez vaste, décolle par l'hématome entre gaine fibreuse du droit et séreuse. Le sang ne vient pas du foie, mais d'une artère musculaire de la face postérieure du droit, qui est pincée et liée.

Le péritoine n'a pas été incisé. On voit le foie et l'estomac par transparence. Cependant comme la séreuse paraît suspecte en un point, très haut, nous nous décidons à l'ouvrir d'un coup de ciseaux. Pas de lésions intra-abdominales.

Pas de drain. Suture de la paroi en un plan au fil de bronze. Guérison sans incidents *per primam*.

Le malade quitte l'hôpital, guéri, le 15e jour.

Observation 17 (personnelle). — *Suicide. Coup de couteau dans le 6e espace intercostal gauche. Coma et cyanose (état de mal, épilepsie subintrante). Craintes de pénétration abdominale. Débridement explorateur. Guérison.*

Le 1er novembre 1912, à 4 heures du matin, une voiture d'ambulance amène à Saint-Antoine un individu qui vient de se donner volontairement un coup de couteau « au cœur ». Facies cyanique et livide, torpeur voisine du coma. *Pupilles insensibles*, respiration rare et superficielle. Rictus sardonique des classiques. Nous pensons à une plaie du cœur et faisons transporter le blessé sur la table d'opération (salle Dupuytren, service de M. Ricard) et nous nous disposons à intervenir.

Dès que le blessé est déshabillé et étendu sur la table, nous constatons avec surprise que les bruits du cœur sont parfaits et normaux tant par leur intensité que par leur rythme, et il est évident que le cœur n'est pas touché. Le pouls est bon, à 90. A y bien regarder, la plaie est *au-dessous* du cœur ; la pointe bat dans l'espace intercostal sus-jacent à celui qu'occupe la plaie (laquelle siège donc dans le 6ᵉ, peut-être même dans le 7ᵉ).

Mais comment expliquer le coma et la cyanose ?

Nous nous perdons en conjectures et nous demandons si le foie ne serait pas touché ou l'estomac. Les poumons ne le sont sûrement pas (respiration et sonorité normales en avant et en arrière (ni hémo, ni pneumo, ni péricardothorax). Étant donné l'état inquiétant du blessé nous décidons de débrider et d'explorer la plaie et de voir « ce qu'il y a ».

Chloroforme (Clarac). Intervention (Miginiac). Peau à la teinture d'iode. Gants.

Lorsqu'on tire sur la peau en haut, on ne voit rien. Si on tire sur la peau en bas, on voit un puits noir et oblitéré par un caillot, ce qui nous fait penser que le coup a été donné de haut en bas « vers le ventre ». Incision verticale de 6 à 7 centimètres, peau, aponévrose, le muscle est écarté et on voit très nettement que la plaie n'est pas pénétrante. La lame a buté sur le 7ᵉ ou le 8ᵉ cartilage et on voit que nous avons mis à ciel ouvert le trajet qu'elle a creusé dans les muscles. Suture des muscles au catgut et de la peau aux crins.

Nous n'étions point satisfaits, ne pouvant pas toujours expliquer cet état de cyanose et ce coma. Lorsque survint un agent qui nous apprit que le blessé — rôdeur du quartier — est un épileptique qui *vient d'avoir plusieurs crises, avant d'être conduit à l'hôpital.* Il est en état de prostration post-épileptoïde tout simplement et point n'est besoin d'aller chercher autre chose pour expliquer désormais l'état dans lequel il se trouve.

Ajoutons que notre homme, Émile R., 24 ans, camelot, est *un musée pathologique* : ivré, hérédo-syphilitique (dents d'Hutchinson, front olympien et *Kératite*), *blennorragie ancienne* (rétrécissement de l'urètre nécessitant des cathétérismes diffi-

ciles), *hémiplégie* infantile gauche, nain, peut-être tubercu-
leux, enfin le membre supérieur gauche est couvert de cicatrices anciennes et vicieuses, rétractiles, de brûlures.

Guérison *per primam*, sans autre incident qu'une fièvre factice
due à une tentative de mystification du malade, qui, passé le
10e jour, chauffait son thermomètre pour nous induire en erreur
et nous empêcher de signer son exeat.

Observation 18 (personnelle). — *Coup de couteau dans le 7e espace intercostal gauche. Craintes de pénétration abdominale.
Débridement. Suture. Guérison.*

Le 3 novembre 1912, à 3 heures du matin, le jeune R..., René,
19 ans, est amené à Saint-Antoine après une tentative de suicide
par coup de couteau.

Il s'agit d'une plaie du 7e espace sur la ligne mammaire
gauche. Pas d'hémoptysie ni de pneumo-hémothorax. Cœur
normal. Ivresse. Le blessé est venu à pied à l'hôpital et se
rend à pied dans le service de M. Ricard, monte lui-même
sur la table d'opération. Craignant qu'il y ait pénétration
abdominale, nous nous proposons de débrider la plaie, pour
l'explorer, avec l'assistance de notre collègue Pruvost.

Peau à la teinture d'iode. Anesthésie locale à la novocaïne à
1/200. Incision verticale. Le trajet se dirige en bas. Débridement de l'aponévrose. Écartement des fibres musculaires. Nous
apercevons nettement le fond de la plaie et la 8e côte. La plaie
n'est pas pénétrante. Suture du muscle et de l'aponévrose
avec quelques points de catguts. Peau aux crins.

Guérison *per primam* sans incidents.

Observation 19 (ÉMILE GIROU). — *Plaie de l'abdomen. Probabi-
lités de pénétration. Intervention. Plaie non pénétrante. Guérison.*

François L..., 28 ans, serrurier, entre à Saint-Antoine, salle

Velpeau (service de M. Ricard), le 8 septembre 1912 à 10 heures du soir. Coup de couteau dans la fosse iliaque gauche, à deux doigts de la crête iliaque, sur le prolongement de la ligne axillaire antérieure. *Défense musculaire* très accusée, localisée à la moitié gauche du ventre, *hyperesthésie cutanée*. Douleur à la pression, pouls normal, pas de vomissements, pas de troubles généraux. Intervention par Girou. Débridement de la plaie (une heure après l'accident). Division de l'aponévrose, écartement des fibres musculaires perforées. Le péritoine pariétal est découvert : il est intact.

L'intervention n'est donc pas poussée plus loin. Suture de la plaie avec le fil de bronze en un plan, sans drain. Guérison sans incidents.

Observation 20 (communiquée par notre ami et collègue le docteur Rais, de Chalon-sur-Saône). — *Coup de couteau. Signes de lésions viscérales probables. Intervention. Plaie non pénétrante. Guérison.*

Guillaume H..., 35 ans, est blessé d'un coup de couteau dans le ventre, le 25 février 1910, à 1 heure et demie de l'après-midi, et se présente à Saint-Louis. à 5 heures. Admission d'urgence dans le service de M. Rochard.

Plaie épigastrique, près du rebord costal gauche. Vomissements. Ventre contracturé, surtout à la région épigastrique. Palpation douloureuse. Submatité de la fosse iliaque gauche. Facies modifié. Pouls 104. Anxiété.

Intervention d'urgence (Rais, interne de garde).

Incision *par la plaie*, parallèlement au rebord costal. La plaie *n'est pas pénétrante*. Suture de la plaie. Un petit drain (malade obèse). Guérison sans incidents.

Observation 21 (GIROU) — *Coup de couteau dans le 9ᵉ espace inter-*
costal gauche. Laparotomie immédiate. Pas de lésions abdo-
minales. Suture sans drainage. Guérison.

Le 3o novembre 1912, Georges D..., 3o ans, entre d'urgence
salle Velpeau, service de M. Ricard, à 9 heures et demie du
soir, pour un coup de couteau dans le 9ᵉ espace intercostal
gauche, à deux travers de doigt au-dessus du rebord costal inférieur. Suicide.

Aucun symptôme abdominal pouvant faire penser à une lésion
viscérale, ou même à la pénétration. L'accident remonte à
3o minutes. Il est impossible par le siège de la plaie de savoir
si la plaie intéresse l'abdomen, même en s'aidant du débridement explorateur sous anesthésie locale. On ouvrirait ainsi la
plèvre et il ne serait pas possible d'explorer convenablement le
diaphragme. Et, de plus, l'ouverture de la plèvre serait inutile et
peut-être dangereuse.

La laparotomie est décidée et pratiquée sur-le-champ (Girou).

Laparotomie médiane haute : 8 centimètres.

Rien d'anormal dans le ventre. Le doigt explore le diaphragme
qui paraît intact. Suture de la paroi au bronze, sans drain.

Durée de l'opération : 6 minutes.

Guérison par première intention. Exeat le 16ᵉ jour.

Observation 22 (GIROU). — *Plaie de l'abdomen. Signes classiques*
d'hémorragie interne. Plaie non pénétrante. Hémorragie parié-
tale. Hémostase. Guérison.

Le 8 septembre 1912, à 9 heures du soir, Jeanne H..., âgée de
27 ans, chapelière, entre d'urgence à Saint-Antoine, salle Lisfranc, service de M. Ricard. Coup de couteau dans le flanc
gauche, sur la ligne axillaire antérieure. L'accident remonte à
3o minutes à peine.

État général modifié et inquiétant. Pouls petit, faible et rapide (110). Face très pâle, lèvres pâles, état syncopal. Obnubilation. Ventre indolore et souple. Pas de vomissements ni de nausée. La plaie occupe le sommet d'un cône crépitant, pâteux, gazeux, paraissant dû à de l'emphysème pariétal. Petite hémorragie noire par la plaie.

Débridement immédiat de la plaie. Volumineux hématome sous-aponévrotique avec caillots. Ligature d'une artériole musculaire donnant du sang en jet. Dissociation du muscle. Péritoine intact. Suture de la plaie.

Guérison aseptique *per primam*, sans incidents.

Observation 23 (SEGUINOT). — *Coup de stylet dans l'hypocondre gauche. Signes de pénétration. Intervention d'urgence. Plaie pénétrante simple. Péritonite tuberculeuse latente. Guérison.*

A..., Maurice, 17 ans, entre le 15 décembre, à 2 heures, à Saint-Antoine, salle Velpeau, service de M. Ricard. Ce garçon est venu à pied, après s'être enfoncé accidentellement, de plusieurs centimètres, un stylet dans la région de l'hypocondre gauche. Ventre *dur et tendu*. Hémorragie externe noire. *Matité* dans la fosse iliaque gauche. Pas de vomissements. Bon pouls. Laparotomie immédiate sur la plaie par Séguinot, interne de garde (aide Miginiac). Aucune lésion viscérale. Nous découvrons une péritonite tuberculeuse absolument latente. Intestin criblé de granulations tuberculeuses. Suture de la plaie au bronze en un plan. Pas de drainage.

Guérison aseptique par première intention. Exeat le 31 décembre 1912.

Observation 24 (personnelle). — *Shock traumatique. Contusions thoraco-abdominales. Signes progressivement aggravés d'hémorragie interne vraisemblablement intra-abdominale. Laparotomie après 3 heures d'observation. Pas d'hémorragie. Guérison* (1).

Le 5 mai 1912, à midi, Marcel R..., âgé de 16 ans, horloger, est renversé par une voiture dont les roues lui passent sur le corps : le blessé aurait été renversé à plat ventre sur le pavé de la rue ? Admission à midi 45 à l'hôpital Saint-Antoine, salle Velpeau, dans le service de M. Ricard, notre maître.

Nous examinons ce garçon avec nos collègues Séguinot et Bougot, à plusieurs reprises et voici ce que nous constatons :

Premier examen, à l'entrée : Fracture non compliquée de deux os de la jambe gauche au tiers moyen. Fracture de une ou plusieurs côtes à gauche. Pas d'hémoptysie. Visage pâle. État de shock. Pouls à 115, faible mais régulier. Le blessé est obnubilé, abattu, prostré, mais répond parfaitement aux questions et se plaint de sa jambe. Ventre souple et sonore, indolore. Une injection sous-cutanée de morphine et d'huile camphrée. 500 grammes de sérum sous la peau.

Deuxième examen (vers 1 heure et demie) : Facies pâle. Respiration rapide et superficielle. Nez froid. Langue froide. Extrémités froides. Lèvres décolorées et légèrement bleuâtres. Regard voilé. Pas d'hémoptysie, pas d'hémothorax. Bruits de crépitation osseuse à l'auscultation du cœur. Parfois bruits de

(1) Voici une observation qui nous paraît intéressante par ce fait : des accidents devant être attribués au shock traumatique ont simulé l'anémie posthémorragique au point d imposer une laparotomie 3 heures après l'accident. Il ne s'agit point de plaie, mais de contusion abdominale Mais nous désirons tirer parti de cette observation pour appuyer cette opinion à savoir : qu'il est parfois impossible (pratiquement) de distinguer le shock de l'hémorragie interne, soit au cas de plaie, soit au cas de contusion. La difficulté pour le chirurgien étant la même dans les deux éventualités au point de vue du diagnostic.

moulin (quand le malade respire amplement). Bruits du cœur normaux, réguliers et retentissants. L'auscultation des poumons est gênée par le bruit que fait le malade en respirant et en se plaignant. Le ventre est toujours souple. Sonorités pulmonaires normales partout.

Nous commençons à redouter une hémorragie interne. Nouvelle injection de sérum.

Troisième examen (2 heures et demie) : Pouls à 125 malgré le sérum et l'huile camphrée. Face de plus en plus pâle. Prostration et somnolence. Ventre toujours souple. La crainte d'une hémorragie s'ancre dans notre esprit.

Quatrième examen (3 heures et demie) : Pouls à 130. Le blessé ne répond plus à aucune question. A peine réagit-il par des mouvements réflexes à la piqûre de la peau. Extrémités glacées. Langue froide. Sueur sur le front et les joues. Pupilles contractées en myosis. Collapsus qui nous paraît grave. Nous admettons que le blessé *saigne* quelque part. L'auscultation est devenue impossible à cause du stertor, mais la percussion montre qu'il n'y a point de sang dans les plèvres ni à droite ni à gauche, ni en avant ni en arrière. Il y a même du tympanisme en avant et à gauche. La main perçoit très bien le choc de la pointe du cœur et la crépitation osseuse sur le côté gauche du thorax, en un point seulement. Pas d'hémoptysie. Le malade ne saigne donc pas dans ses plèvres, ni dans son péricarde, ni dans ses poumons.

Il ne saigne point dans le crâne : pas d'hémiplégie, pas de monoplégie, aucun signe de compression (bien au contraire, pouls très rapide). Pas de signe de fracture du crâne ni du rachis et la preuve : la ponction lombaire donne du liquide céphalorachidien limpide.

Il n'y a pas non plus d'hémorragie de l'appareil urinaire. Le cathétérisme donne de l'urine limpide. Nous avons la conviction que l'hémorragie se fait dans le ventre et nous décidons de pratiquer, sans plus tarder, une laparotomie, d'accord avec le beau-frère du blessé, docteur en médecine, et présent à l'hôpital. Le patient, en effet, donne l'aspect exangue et saigné à blanc que présentent les femmes ayant une inondation par rupture de trompe gravide.

Intervention à 3 heures 3o (3 heures et demie après l'accident).

Opérateur : Miginiac, interne de garde ; aide, collègue Bougot ; anesthésie, collègue Clarac.

Teinture d'iode. Ether avec l'appareil d'Ombrédanne. Sérum sous la peau. Nous redoutons la mort sur la table.

Intervention rapide. Laparotomie sus-ombilicale. *Pas de sang* dans le ventre.

Intestin intact, estomac intact, foie intact, rate intacte.

Nous refermons le ventre sans drainer. Suture au fil de bronze en un plan (6 fils). L'intervention n'a pas duré 15 minutes. Réveil tardif.

En permanence, sérum goutte à goutte dans le rectum, à la Murphy. Huile camphrée toutes les heures. Etat très grave.

Le lendemain matin, amélioration considérable. Face colorée, lèvres rouges, euphorie. Le blessé parle, raconte son accident. Bon pouls, ample. Température de 38°.

M. Ricard constate, comme nous, qu'il n'y a point d'hémothorax. Mais peut-être (?) un léger pneumo thorax. Le blessé fait du bruit en respirant et il est impossible d'ausculter les poumons en arrière. M. Ricard attribue les accidents par nous constatés à des troubles réflexes peut-être sympathiques, par traumatisme violent, thoracique et abdominal ?

Les suites furent très bonnes. Guérison opératoire *per primam.*

Deux fils furent noués sur une peau mal affrontée, mais plissée en redingote, d'où un retard dans la réunion, cette partie ayant guéri en bourgeonnant par seconde intention.

Brusquement le 10° jour (jour des fils) la température vespérale monte à 4o°. Nous constatons des signes d'épanchement liquide dans la plèvre gauche (ni toux, ni expectoration), matité, souffle. Le liquide atteint l'angle inférieur de l'omoplate, il s'agit d'un hémothorax secondaire et tardif. M. Ricard nous conseille de ne pas ponctionner, même pour confirmer le diagnostic d'hémothorax. Et de fait la température tombe et le liquide se résorbe. Le 25 mai seulement (20ᵉ jour), nous évacuons par ponction 700 grammes de sérosité sanglante. Rapidement la respiration redevient normale et la sonorité également.

Dès la fin de mai, le blessé est debout et circule dans le service avec un appareil de marche de Delbet sur sa jambe fracturée.

Le 8 juin, 33 jours après l'intervention et l'accident, le blessé sort du service guéri, avec une fracture consolidée, maintenue encore, jusqu'au 20 juin, par un appareil de marche.

CHAPITRE II

DU DIAGNOSTIC

Cas où la pénétration n'est pas évidente. Cas douteux et cas bénins en apparence. Difficultés du diagnostic de la pénétration.

> « Au ventre, il n'y a pas *de plaies insignifiantes.* » LEJARS.

Il existe deux types cliniques de plaies de l'abdomen :

1° Dans un premier type (qui n'offre pas matière à discussion ni à hésitation) la pénétration est certaine : plaie par balle de revolver perfectionné à courte distance, par fusil de guerre, etc., Ou bien la plaie a des caractères particuliers : plaie béante, hernie viscérale, épiploïque, gastrique, intestinale, ou bien on voit la bile, l'urine, les matières fécales s'écouler par la plaie, ou bien il y a des signes immédiats de grave hémorragie, gargouillement par la plaie, véritable traumatopnée abdominale. Ces cas n'offrent pas d'intérêt au point de vue de l'étude du diagnostic, lequel « crève les yeux ».

2° Dans un second type, *il s'agit de cas difficiles, embarrassants* : la pénétration est douteuse, incertaine, probable ou bien la non-pénétration paraît certaine, au contraire.

Il n'y aucun signe qui permette d'affirmer la pénétration ou la non-pénétration. Ce diagnostic a un intérêt capital et « vital ». D'autre part, il ne faut pas considérer a priori comme pénétrantes toutes les plaies par coup de couteau et même par balle de revolver. La pénétration est très fréquente, mais n'est pas constante. Les éléments du diagnostic peuvent être fournis par l'examen de l'arme, les caractères de la plaie, l'état général du blessé.

§ 1. *L'arme* : couteau, stylet, revolver, etc.

§ 2. *La blessure* : nature, siège, nombre, caractère des plaies, orifices d'entrée et de sortie. Douleur et vomissement. Hémorragie externe et hématome. Maigreur ou embonpoint du blessé. Sa position au moment du traumatisme. La nature du traumatisme : duel, accident, suicide, meurtre, etc.

§ 3. *L'état général du blessé* : l'aspect du ventre, sa palpation, le pouls, le facies, la température, ivresse, excitation, lucidité, torpeur. Shock, collapsus hémorragique, vomissements, urines, etc., etc.

§ 1. — Examen de l'arme.

Cet examen, quand il est possible, peut donner quelquefois des renseignements utiles.

Arme blanche : couteau, coutelas, tiers-point, lime, stylet, tels sont les instruments le plus souvent employés. Il est rare dans les hôpitaux civils d'observer des blessures par sabre, baïonnette ou fleuret.

Lorsqu'on a la bonne fortune de voir l'arme que personne n'a touchée, on peut mesurer la longueur de la lame qui a pénétré. Nous transcrivons ici, à titre anecdotique, ce conseil que donnait Dionis, après Hippocrate (1) :

« En quelque endroit qu'il arrive plaie, il est toujours de la prudence de se faire présenter l'instrument avec quoi le malade a été offensé, et de l'examiner comme l'on fit lorsque le Roy Henri III fut blessé. On trouva que le couteau dont le traître l'avait frappé étoit long d'un pied et ensanglanté plus de quatre doigts, ce qui fit juger que les intestins étoient percés.

(1) Dionis (1740), *Des opérations de chirurgie*, 2ᵉ démonstration.

Eu égard de la situation de la playe, en quoi on se confirma par les accidents qui survinrent et par la mort qui s'ensuivit 18 heures après le coup reçu. »

Il est assez rare de pouvoir examiner l'arme en de telles conditions. De plus, on peut être induit en erreur, chez un sujet obèse et musclé, si le coup a été donné obliquement. Un trajet peut très bien avoir 5 centimètres et ne pas intéresser le péritoine, exemple : le blessé Emile J... de notre observation 15.

Arme à feu. — La question ne se pose pas lorsqu'il s'agit d'un coup de feu par fusil Lebel, revolver perfectionné Mauser, Browning par exemple. La pénétration devient douteuse s'il s'agit d'une arme dite de salon, de tir de foire ou de revolver de bazar, surtout si le blessé est obèse, ou très musclé, ou s'il était protégé par des vêtements épais. Car il ne faut pas toujours considérer comme pénétrantes toutes les plaies par balles de revolver. Nous rapporterons plus loin un cas de plaie par balle de revolver sans pénétration et qui avait été considéré comme plaie pénétrante. Ces cas sont rares, très rares même. Mais on peut en observer.

§ 2. — **Examen de la plaie (caractères de la plaie).**

Nous nous répétons volontairement : il ne s'agit ici que de cas dans lesquels la pénétration n'est pas certaine, évidente, grossière. Nous ne considérons que les plaies douteuses, suspectes.

a) *Plaie par arme à feu.*

En pratique civile, il s'agit de revolver de petit calibre 5 à 8 millimètres en général. Le coup est tiré à bout portant, à courte ou à longue distance. Dans les accidents de chasse, la charge de plomb fait balle (à courte distance) et crée de vastes plaies, béantes, déchiquetées, de véritables éventrations analogues aux blessures de guerre par éclat d'obus.

Les revolvers perforent de part en part la cavité abdominale jusqu'à 3o, 4o, 5o mètres de distance avec de bonnes armes. Les orifices d'entrée et même de sortie sont arrondis, tout petits, punctiformes.

En cas de suicide, le coup tiré au contact de la paroi brûle la peau, qui se trouve en quelque sorte tatouée et comme pigmentée, brûlée et faite au thermocautère, noire, couverte de suie ou de goudron. *Ces plaies ne saignent pas* à l'extérieur dans l'immense majorité des cas.

Les plaies faites à bout portant sont déchiquetées, contuses.

C'est ce qui arrive dans les suicides ou dans les plaies par coup de feu tiré à quelques mètres de distance. Quand le coup a été tiré de loin (à plus de 10 mètres), l'orifice est troué comme à l'emporte-pièce. Dans le premier cas, la plaie a la dimension d'une pièce de un franc, elle est rouge et béante. Dans le second cas, la plaie se réduit à un orifice « par ponction » et refermé.

La déflagration du coup peut même créer de véritables brûlures (1). Ces caractères ont parfois un intérêt médico-légal. D'après les classiques, l'orifice de sortie serait plus grand : c'était peut-être vrai avec les grosses balles rondes du temps de Larrey et de Dupuytren. Avec les balles blindées et de petit calibre des armes modernes, les orifices de sortie sont absolument comme les orifices d'entrée : punctiformes, comme des piqûres. Nous avons observé nous-même ce fait sur un blessé ayant reçu trois balles de Browning sur lesquelles deux étaient ressorties du côté opposé.

Quand il y a un orifice de sortie, il est bien évident que l'abdomen a été perforé de part en part, dans l'immense majorité des cas. On n'observe plus aujourd'hui, ou bien rarement les trajets en *séton* (2) fréquents pendant les guerres de l'Empire et dont

(1) Desprès observa un blessé d'abdomen par revolver (suicide) qui guérit sans opération, mais qui resta longtemps à l'hôpital pour une brûlure de la peau au 3ᵉ degré. *Société de chirurgie*. 1888.

(2) Dupuytren, *Cliniques de l'Hôtel-Dieu*, t. VI, p. 424.

Dupuytren donne des exemples nombreux, avec intégrité du péritoine.

Étant donnée leur force de pénétration, les projectiles modernes ne semblent produire des plaies abdominales en séton qu'à de grandes distances, 100-150 mètres pour le revolver, 2.000 mètres pour le fusil de guerre.

Enfin on peut sentir sous la peau un projectile : balle ou plomb, balle ayant perforé l'abdomen de part en part et logée sous la peau de la région diamétralement opposée à l'orifice d'entrée (ex. : le blessé par trois balles Browning par nous observé à l'Hôtel-Dieu : une balle entrée par la région lombaire était perceptible sous la peau, à l'ómbilic).

D'autres fois on peut sentir des plombs lorsqu'il s'agit d'accident de chasse. Nous avons le souvenir d'avoir vu à l'hôpital de Limoges, en 1904, un blessé du docteur Vouzelle qui avait reçu à bout portant, à l'épigastre, un coup de fusil de chasse. L'estomac était perforé et l'on sentait dans la paroi, avec quelques plombs sous-cutanés, une crépitation gazeuse d'emphysème pariétal, dans la région sus-ombilicale de la paroi abdominale.

Les plaies non pénétrantes par balle de revolver sont rares, mais en voici un exemple : un individu reçoit un coup de revolver dans le ventre. Orifice d'entrée au-dessous et à gauche de l'ombilic. Pas de signes de complications ni même de pénétration. Néanmoins l'interne de garde considère a priori la plaie comme pénétrante, et appelle le docteur Lapointe, chirurgien de garde (ceci se passait à 9 heures du soir, à la vieille Pitié, en 1910, dans le service de M. Walther). Une laparotomie est décidée, le malade est endormi et le chirurgien fait une incision cutanée de 15 centimètres sur l'orifice d'entrée de la balle, un peu à gauche de la ligne médiane. A peine la peau était-elle divisée que la balle apparaît dans la graisse sous-cutanée ! Suture de la peau. Guérison rapide de la plaie cutanée. Nous assistions à l'intervention et, comme le chirurgien, nous n'avions même pas pensé à mettre en doute la pénétration et la nécessité de l'intervention.

b) *Plaie par arme blanche.*

Aspect, dimensions. — Il s'agit ici de plaies étroites faites par des instruments piquants ou de plaies larges faites par des instruments tranchants, les bords de la plaie s'agglutinent, s'accolent dans le premier cas, s'ouvrent et bâillent dans le second cas.

Ces plaies sont nettes, linéaires. Leur longueur varie de 1 à plusieurs centimètres. Elles sont surtout béantes quand leur axe est perpendiculaire aux fibres musculaires. Les bords de la plaie cutanés sont tantôt mobilisables, tantôt agglutinés et non décollés. Dans les plaies obliques, tangentes à la paroi, une seule des lèvres est décollée, celle qui est du côté du trajet traumatique que l'on peut découvrir en tirant sur la peau dans ce sens.

« **Ce qu'il y a** » entre les lèvres cutanées. — Il faut soigneusement examiner « le fond » même de la plaie, en essayant de mobiliser la peau, tout autour. On peut voir du sang, un caillot, noir, des fibres musculaires rouges, une aponévrose nacrée, ou bien des pelotons adipeux jaunâtres, appartenant au pannicule sous-cutané. Nous désirons insister sur les caractères de la graisse sous-cutanée *sur le vivant.*

Quelquefois chez les individus obèses ou simplement un peu gras, c ette graisse est liquide, jaune et quelques gouttes peuvent s'en écouler en dehors. L'erreur est facile. On croit que c'est de l'urine et l'on conclut à tort à une plaie de la vessie. Nous avons commis cette erreur sur un blessé de l'Hôtel-Dieu, et le regretté professeur Segond avait, comme nous, commis cette erreur. Ce n'était point de l'urine, mais de la graisse liquide (ce qui fut démontré par l'opération et l'autopsie).

D'autres fois cette graisse est solide ou de consistance molle et l'on peut la confondre avec l'épiploon ou plus exactement on peut prendre une frange épiploïque herniée, sous la peau, pour un lobule graisseux. Exemple notre observation 9.

Hémorragie externe. — L'hémorragie peut être abondante,

elle peut manquer. Au point de vue diagnostic, son existence ou son absence ne signifient pas grand'chose dans les plaies douteuses.

L'hémorragie externe peut résulter de la section d'une artériole musculaire de la paroi (voir observation 22). Il est, de plus, rare qu'une hémorragie intra-abdominale, même abondante, se manifeste par l'issue à l'extérieur d'une partie du sang épanché dans le ventre. Les mouvements respiratoires de la paroi abdominale et du diaphragme ne permettent pas le rapprochement de la plaie pariétale et d'une lésion hémorragique du foie ou de la rate par exemple.

Quand on l'observe, l'hémorragie ne signifie pas autre chose que ceci : plaie musculaire de la paroi.

Hématome pariétal. — Il en est de même pour l'hématome sous-cutané autour de la plaie cutanée. L'hématome traduit l'existence d'une hémorragie intra-pariétale, et ne signifie pas autre chose, comme l'hémorragie externe. Ex. : nos observations 16 et 22.

On a dit que la présence d'un hématome sous-cutané est en faveur de l'hypothèse de la non-pénétration, parce que dans le cas contraire le sang s'écoulerait dans le ventre au lieu de s'infiltrer dans la paroi ? Cet écoulement dans le ventre du sang d'origine pariétale est possible et Routier en a publié un cas : ventre plein de sang par hémorragie pariétale. Laparotomie et guérison (1). Peut-être en était-il ainsi dans l'hémorragie interne de cause inconnue de notre observation 10 communiquée par Rais. Il serait bien imprudent de conclure qu'il n'y a point pénétration quand il y a hématome. Ex. : notre observation 5 et l'observation 9. En revanche, les malades des observations 16 et 22 qui avaient des plaies non pénétrantes présentaient un hématome pariétal.

(1) ROUTIER, *Soc. de chirurgie*, 26 nov. 1889.
BROCA, *Soc. de chirurgie*, 1891.
QUENU, *Soc. de chirurgie*, 1891 (plaie du psoas-iliaque).

Quelquefois cet hématome est dû à une hémorragie pariétale grave, comme dans un cas de Routier avec plaie du grand droit et section d'une grosse artère musculaire.

De même, dans le cas de Reboul (1) : grave hémorragie externe par section de la mammaire, plaie non pénétrante (région épigastrique).

Emphysème sous-cutané. — L'emphysème sous-cutané s'observe dans les plaies thoraco-abdominales et dans les plaies graves ayant ouvert largement l'estomac et l'intestin : les gaz intestinaux ou l'air pulmonaire s'infiltrent alors (et à distance) dans les couches celluleuses de la paroi. Mais on peut également observer de l'emphysème dans les plaies non pénétrantes comme dans notre observation 22. Il est difficile d'en expliquer la formation. Mais le fait matériel est indiscutable et montre que ce signe, comme les autres, n'a pas en lui-même une valeur absolue.

Position du blessé. Direction du coup. — Ambroise Paré raconte que plusieurs chirurgiens avaient en vain cherché à extraire une balle d'arquebuse, sans succès. Il fit mettre le blessé dans la position qu'il avait au moment où il reçut la blessure. La plaie bâilla légèrement par ce mouvement, et l'instrument heurta directement la balle, qui fut extraite. Nous pensons que cela est l'effet d'un hasard heureux. Mais il n'en est pas moins vrai qu'il est utile de savoir en quelle position était le blessé au moment de l'accident. Exemple : le blessé de l'Hôtel-Dieu avait reçu trois balles: la première dans la région lombaire, étant debout, les deux autres dans les régions inguinales étant accroupi sur le sol. La première balle avait suivi un trajet horizontal et perforé rein et intestin; la seconde et la troisième, ayant suivi un trajet oblique de haut en bas, n'avait point touché le péritoine et étaient ressorties par la fesse et le périnée, sans faire aucun dégât.

---

(1) Reboul, *Soc. de chirurgie*, 1895.

§ 3. — État général. Examen général du blessé.

Poursuivons notre étude des signes que l'on peut observer pour ou contre l'hypothèse de la pénétration, dans des cas bénins et douteux.

Etat du ventre. Souplesse ou contracture de la paroi. — Souvent on constate que le ventre est rétracté, contracturé, dur, tendu, sensible et douloureux au moindre contact. Quelquefois on trouve un ventre parfaitement souple, indolore, respirant parfaitement bien, avec un creux épigastrique normal.

Nous n'attachons aucune espèce de valeur à la présence ou à l'absence de ces signes qui sont dus à l'inquiétude, à l'excitation, à l'émotion, au courage du blessé, ou qui témoignent d'une douleur locale spontanée et d'ailleurs légitime. Nous ne considérons ici, bien entendu, que des blessés examinés immédiatement ou peu après, 15, 30, 45 minutes, 1 heure, 2 heures au plus après l'accident.

La contracture réflexe de la paroi, en particulier, qui a une si grande valeur diagnostique dans les contusions de l'abdomen, ne signifie rien dans les cas de plaie, tout au moins dans les deux ou trois premières heures. La contracture, le ventre en bois sont ici fonction de la plaie pariétale et non fonction d'une plaie intestinale ou gastrique. En revanche, le ventre peut rester parfaitement souple alors qu'il existe de graves lésions viscérales, en voici la preuve : La femme de l'observation n° 5 avait de très graves lésions avec un ventre parfaitement souple 3 heures après l'accident ; le vieillard de l'observation 3 avait le ventre parfaitement souple avec une plaie épiploïque. Les malades des observations 19 et 22 présentaient de la contracture pariétale et pas de lésions viscérales.

Tympanisme pré-hépatique. — La « Tympanite » de Jobert de Lamballe est un signe sans valeur à nos yeux, inconstant, tardif (signe de péritonite et non signe de perforation) peut être provoqué par des causes diverses. Nous n'avons jamais, chez nos blessés, constaté de tympanisme pré-hépatique.

Matité iliaque. — Les classiques donnent la matité des fosses iliaques comme un signe d'abondante hémorragie interne, et avec raison. Nous l'avons observé (2 fois sur 3 cas) dans les inondations cataclysmiques par rupture de grossesse tubaire. Nous ne l'avons pas observé chez nos blessés dont un présentait une grave et abondante hémorragie. Il est vrai que la malade était fortement obèse.

Hématémèse. — Signe pathognomonique de plaie de l'estomac, disent les classiques, à condition de ne pas prendre une hémoptysie traumatique pour une hématémèse traumatique, ce qui peut arriver aux plus subtils cliniciens (1). D'autant plus que le chirurgien n'est pas toujours présent pour constater lui-même s'il y a des quintes de toux, c'est-à-dire expectoration de sang mousseux, ou vomissement véritable de sang plus ou moins coagulé.

Quoi qu'il en soit, les hématémèses traumatiques sont fort rares, non point que les plaies de l'estomac soient rares, mais parce que l'estomac saigne peu (ex gastro-entérostomie).

Pour qu'une plaie gastrique s'accompagne d'hématémèse, il faut qu'une artère d'un des bords de l'organe soit sectionnée. Or dans l'immense majorité des cas la plaie siège sur la face antérieure et non sur la petite courbure protégée par le foie, ou sur la grande courbure masquée par le côlon et l'épiploon. Le professeur Reclus en a observé 1 cas (2), coup de couteau à l'épigastre. Hématémèse (un verre de sang pur). L'origine de l'hémorragie semble indiscutable dans cette observation. Le blessé guérit sans intervention.

Melæna. — Il est encore plus rare d'observer du melæna traumatique, nous entendons dans les premières heures. Le melæna (rare d'ailleurs) est un signe très tardif qui n'a aucun intérêt pratique en chirurgie d'urgence.

(1) Le professeur Delbet a pris une hémoptysie pour une hématémèse. Erreur reconnue à l'autopsie. *Soc. de chirurgie*, 1895.
(2) Reclus, *Clinique de l'Hôtel-Dieu*, 1888.

Vomissements. — Nous accordons à ce signe une grande valeur, quand on le constate. Après une plaie « bénigne », un blessé d'abdomen qui vomit « a quelque chose », *à moins qu'il ne soit ivre.*

Si le blessé est en état d'ivresse, il est évident que le vomissement alimentaire ne signifie plus rien, comme on peut s'en assurer en constatant que ces vomissements alimentaires dégagent une odeur d'alcool ou de vin, odeur « sui generis ».

Constatons ce fait, sans pouvoir l'expliquer : la perforation spontanée d'un estomac ulcéreux provoque — dans des douleurs atroces — une péritonite diffuse qui ne s'accompagne d'aucun vomissement.

Au contraire une perforation traumatique de l'estomac provoque immédiatement un vomissement, sans douleur, et assez rarement une péritonite diffuse mortelle, l'estomac sain n'ayant point un contenu très septique (1).

Le pouls. — D'après les auteurs classiques, on peut poser en principe qu'une perforation de la paroi abdominale et du tube digestif ne saurait influencer les caractères du pouls dans les premières heures après l'accident.

Au contraire, une hémorragie abondante se manifeste immédiatement par des signes caractéristiques : fréquence et petitesse du pouls, état syncopal, pâleur de la face et des lèvres, refroidissement périphérique, etc...

On peut donc conclure que lorsque le pouls ne dépasse pas 90 ou 95 et reste bien frappé, le blessé ne saigne pas.

Oui, dans la majorité des cas.

Mais nous avons observé des blessés chez lesquels ces axiomes se sont trouvés en défaut, nous avons vu des exceptions à la règle et nous les rapportons dans nos observations, et par rapport à la règle ces exceptions nous ont paru être fréquentes, très fréquentes.

Nous répétons, en nous y associant entièrement, ce que

(1) Dans nos observations 1 et 7 de plaies de l'estomac nous n'avons pas observé la douleur interscapulaire, signalée par J.-L. Faure.

déclara Chauvel (1) au sujet d'une plaie de l'abdomen non opérée
et qui causa la mort du blessé par une forte hémorragie que
personne n'avait soupçonnée : « Ce fait plaide en faveur de l'intervention immédiate. Je serais heureux que quelque chirurgien voulût bien nous tracer les signes primitifs certains du début de l'hémorragie intra-abdominale, non de cette irruption de
sang qui tue en quelques minutes par ouverture d'un gros vaisseau, mais de ces écoulements lents et mortels cependant qui
ne se traduisent pour nous que quand il est trop tard pour y
remédier. Quel que soit son courage et son indifférence, la personne frappée au ventre par un couteau ou une balle n'est pas
sans présenter des signes de dépression et d'émotion qui peuvent
cacher les signes et les débuts d'une hémorragie interne. »

Les cas sont nombreux de blessés qui avaient un pouls à 80
ou 90 et qui saignaient abondamment par une rupture de la rate,
du ligament large (notre observation 5) ou du mésentère, dont
voici un exemple :

Nous avons le souvenir d'un blessé entré à la Vieille Pitié en 1910,
dans le service de M. Arrou. Contusion de l'abdomen chez un
charretier. Ventre sensible, trémulation de subdélire alcoolique,
excitation, bronchite chronique, 38° de température, pouls parfait à 95. Les internes du service (Metzger et Boulard), redou-
tant une lésion de l'intestin, appelèrent le chirurgien de garde,
le docteur Lecène, lequel déclara après examen soigneux du
blessé qu'il n'y avait pas lieu d'opérer.

Le blessé mourut dans la nuit, assez brusquement. L'autopsie
montra que le mésentère était déchiré de haut en bas et le ventre
était plein de sang. Personne n'avait songé à l'hémorragie. Au
contraire, cette hypothèse avait été écartée par tous à l'unanimité.
Certainement s'il y avait eu plaie, on eût opéré. Mais la question
n'est pas là. Ce fait nous montre simplement que le pouls peut
rester longtemps ample et normal, alors qu'une grave hémorragie se fait dans le ventre. Il en est de même pour la femme

(1) CHAUVEL, *Société de chirurgie*, 18 avril 1888.

de notre observation 5, qui avait le ventre plein de sang depuis 3 heures et le pouls était à 8o.

En résumé (les inondations par ruptures de grossesses tubaires exceptées), le dogme de l'accélération et de l'affaiblissement du pouls dans les hémorragies internes ne nous paraît point infaillible, en matière de traumatismes abdominaux tout au moins.

Pendant notre internat, nous avons observé 4 cas d'hémorragie traumatique intra-abdominale grave et abondante (1) : 3 blessés guérirent par l'intervention. le 4ᵉ mourut sans avoir été opéré :

L'observation 5 (plaie du ligament large).

L'observation 2 (plaie du foie par revolver).

L'observation 8 (*idem* par couteau).

Le cas du blessé observé à la Pitié (mortel).

Sur ces 4 cas, 3 ne s'accompagnaient point des signes classiques (y compris le cas mortel). 3 exceptions sur 4 cas, c'est beaucoup, c'est certainement une série anormale. C'est pour cela que nous y insistons.

En revanche, 3 fois nous avons observé, à faux, des signes d'hémorragie interne grave inexistante (observations 19, 20,22, 24).

Température. — La température est presque toujours normale chez ces blessés à plaie douteuse et suspecte. Le thermomètre ne peut nous donner aucune indication (toujours dans les heures qui suivent la blessure).

Le facies. — Tantôt le facies est normal : le blessé présente le plus grand calme, répond aux questions et se trouve vraiment dans un état normal. Les blessés de nos observations étaient dans ce cas, presque tous, ou bien on observe un facies anxieux, angoissé, excavé par l'émotion, altéré par la peur ou la souffrance, ce qui ne signifie nullement qu'il y ait des lésions profondes : exemple la jeune femme de l'observation 22 qui avait une plaie non pénétrante et un facies très pâle avec un état syncopal.

(1) Nous ne considérons ici que les cas d'hémorragie qui eussent été mortels si l'hémostase n'avait pas été faite. Nous avons en effet observé plusieurs autres cas « bénins » d'hémorragie interne hépatique et épiploïque. Voir nos observations.

D'autres fois le blessé présente un facies congestionné et excité d'ivrogne ou de batailleur, ou bien on peut être effrayé par un état cyanique, une lividité bleuâtre de la face vraiment « exagérée » pour les lésions existantes (observation plaie de foie avec hémorragie moyenne). Nous ne parlerons pas de l'individu de notre observation 17 qui était en état de mal post-épileptoïde !

Enfin, et c'est là ce qui est le plus alarmant, le blessé, atteint d'une blessure d'aspect insignifiant, présente quelquefois le célèbre tableau que les classiques ont tracé du collapsus hémorragique. Le shock peut très bien donner ce tableau clinique (2 observations 22, 24).

Conclusion : en matière de diagnostic de pénétration d'une plaie abdominale douteuse, le facies du blessé ne signifie *rien*.

Shock ou collapsus hémorragique. — Tout le monde connaît la description classique du shock traumatique : face pâle, pouls petit, fuyant, rapide, pupille dilatée, regard voilé, sensibilité cutanée obtuse, obnubilation intellectuelle pouvant aller jusqu'à la perte de connaissance, sueurs, refroidissement des téguments, respiration lente et inégale superficielle... Cela ressemble étrangement à la description du collapsus hémorragique ! Et cet état de shock n'est pas l'apanage des grands traumatismes, accidents de chemins de fer ou de voie publique, écrasements, etc., on l'observe chez les blessés de duel émotionnés et aussi à propos de rien... chez des blessés n'ayant qu'une plaie simple non compliquée et parfois même une plaie non pénétrante !

Ces phénomènes n'ont pas une valeur absolue ; ils traduisent des troubles nerveux mal connus et ne sont *nullement* en rapport avec les lésions produites par le traumatisme qui déclanche ces troubles nerveux.

Cependant les livres distinguent soigneusement dans leurs descriptions, en principe, l'état du shock traumatique et le collapsus hémorragique... mais, à la vérité, ces auteurs négligent de donner les éléments du diagnostic différentiel !

Or, en pratique, devant un blessé, il est parfois extrêmement difficile de distinguer le shock et l'hémorragie ; c'est une chose bien connue de tous, et banale, mais nous ne trouvons nulle part cette idée nettement exprimée. Ce diagnostic est parfois impossible. Nous l'avons entendu dire à nos maîtres mais nous ne l'avons pas « lu » dans les traités et ouvrages de chirurgie.

Dans les deux cas le pouls file, le blessé se refroidit, la face est pâle et les lèvres décolorées.

Dans les deux cas, on peut observer des sueurs sur la face et les extrémités et une dilatation pupillaire, avec le même « vague » dans le regard. Dans les deux cas, la respiration est rapide et la sensibilité cutanée obtuse.

Le meilleur signe différentiel serait peut-être celui-ci : dans l'état de shock le blessé est toujours plus ou moins obnubilé et répond mal — ou pas du tout — aux questions et aux excitations.

En cas d'hémorragie interne, le blessé garde sa lucidité d'esprit et même parfois a la sensation de la mort imminente, se « sent mourir », parle et répond aux questions.

Mais surtout l'état de shock, apparu immédiatement, s'améliore et disparaît par le repos, le décubitus en tête basse, les frictions et l'éther ou l'huile camphrée, et cela rapidement. Tandis qu'au contraire, au cas d'hémorragie, ces signes apparus un peu plus tard, s'aggravent et le pouls file régulièrement, rapidement, progressivement, malgré les injections de sérum.

Dans notre observation 24, l'état de shock est apparu tardivement et s'est régulièrement, progressivement aggravé, malgré le traitement classique. Nous avons pratiqué, dans ces conditions, une laparotomie inutile. En conscience, nous pensons que l'erreur de diagnostic était inévitable et que nous avons fait notre devoir en opérant, après 3 heures d'observation. Il vaut mieux faire une laparotomie inutile que de se rendre responsable de la mort d'un blessé, par hémorragie, faute de n'avoir pas opéré.

Nous insistons, les auteurs ont donné du shock et du collapsus hémorragique des descriptions dont les différences ne se retrouvent souvent pas à l'examen des blessés.

Urines sanglantes. — Voici un signe pathognomonique de plaie pénétrante compliquée de lésions de l'appareil urinaire : rein, uretère, vessie ou urètre. Le siège de la plaie et la nature du traumatisme permettront de localiser la lésion de tel ou tel segment des voies urinaires (observation 6).

En présence d'un blessé d'abdomen à plaie suspecte — à fortiori pénétrante d'évidence — il faut toujours faire un cathétérisme de l'urètre et vider la vessie. Il faut sonder par principe tous les blessés et contusionnés d'abdomen, de même qu'on cherche une hernie chez un malade en état d'occlusion, ou qu'on examine la gorge d'un enfant fébricitant.

Ivresse, état d'excitation. — Souvent, au moins à l'hôpital, le blessé est ivre, soit coma alcoolique, soit ébriété plus ou moins complète. Cela n'a pas d'autre inconvénient que d'obliger le chirurgien à employer d'emblée le chloroforme pour débrider et explorer la plaie suspecte, l'anesthésie locale étant impossible chez ces ivrognes. C'est ce qui est arrivé au blessé de l'observation 15.

Absence de troubles généraux. Lucidité d'esprit. Marche possible. État pseudo-normal. — Il arrive parfois que le blessé se présente au chirurgien dans un état parfaitement normal, en pleine lucidité d'esprit, sans souffrance aucune ; souvent le blessé est venu à pied à l'hôpital ou à l'ambulance. Il y en a des exemples célèbres (1).

Un blessé de Ravaton fit plusieurs lieues à pied après avoir eu le ventre traversé de part en part par une balle.

Un blessé de Larrey, embroché par une baïonnette, retira l'arme de son ventre et rentra à pied à la caserne, se coucher : les matières fécales sortaient par sa plaie. Le blessé de Trélat vient à pied à la Charité avec plusieurs perforations intestinales. Le cas de Verneuil est bien connu : Trois jeunes gens manient un revolver. Le coup part, les trois amis cherchent les traces de la balle sur les murs. Le projectile était dans le ventre de l'un

---

(1) Voir Delorme, *Traité de chirurgie d'armée*, 1888.

d'eux. Les blessés de nos observations 1 et 4 ne présentaient aucun trouble, quel qu'il fût, et sont venus à pied à l'hôpital.

Nous pensons avoir montré combien sont inconstants, trompeurs et infidèles ces signes que le chirurgien observe ou peut observer chez ces blessés.

Telle plaie non pénétrante ou non compliquée s'accompagne de symptômes généraux alarmants. Telle plaie très grave, au contraire, ne s'accompagne pendant les premières heures, période utile et chirurgicale », d'aucun signe révélateur.

En pratique, il n'y a pas de question plus difficile à résoudre et de diagnostic plus incertain.

Or tout le monde connaît l'intérêt capital qu'il y a à faire immédiatement un diagnostic qui comporte une laparotomie d'urgence. En 1895, à la Société de chirurgie, Chaput a proclamé en cette matière « la faillite de la clinique » et avec raison.

Nous ne pensons pas qu'un chirurgien puisse encore conseiller, aujourd'hui, l'emploi de la méthode du Senn (1888) qui consistait à insuffler de l'hydrogène dans le rectum pour dilater l'intestin, ou la cavité péritonéale au cas de perforation. Nous condamnons également l'expérience recommandée vers la même époque par Moty et qui consistait à faire boire le blessé. Au cas de perforation, cette ingestion d'eau serait douloureuse. Ce sont là des pratiques d'un autre âge.

Or nous ne pouvons pas quitter le blessé avant d'avoir sûrement reconnu la pénétration et pratiqué une laparotomie.

Le chirurgien est donc obligé de pratiquer un débridement de la plaie, sous anesthésie locale, afin de voir, de constater *de visu* que la plaie est ou n'est pas pénétrante. Dans le premier cas on opère, dans le second cas on se borne à suturer la plaie.

Nous ne pensons pas, quand la pénétration est affirmée et reconnue, qu'il soit possible et utile de reconnaître à l'avance quel ou quel organe a été blessé. Ce diagnostic n'a plus d'intérêt depuis qu'à l'axiome : plaie pénétrante, fait suite le corollaire : laparotomie.

Nous considérons comme archaïque et surannée l'indignation

que témoignait autrefois A. Desprès à l'égard des interventionnistes d'emblée (1) : « Vous faites litière des principes de la chirurgie française lorsque vous venez nous dire : Dans une plaie de l'abdomen nous ouvrons le ventre et nous regardons. Je m'élève contre cette manière de faire et je dis : Le diagnostic de l'organe blessé doit et peut être fait avant l'intervention. » Nous ne le pensons pas.

D'ailleurs lorsqu'il est acquis que la plaie a pénétré, il est inutile de perdre son temps à discuter un diagnostic à peu près impossible basé sur des signes absents, subtils ou trompeurs. Il faut opérer et justement pour « regarder », pour voir, et bien voir les lésions, et les traiter.

(1) Desprès, *Société de chirurgie*, 18 avril 1888.

CHAPITRE III

CAS DOUTEUX. CAS D'APPARENCE BÉNIGNE. CONDUITE A TENIR. DÉBRIDEMENT EXPLORATEUR DE LA PLAIE SOUS ANESTHÉSIE LOCALE.

Pour savoir si une plaie est ou n'est pas pénétrante, nous pouvons employer deux méthodes d'exploration.

Le premier procédé consiste à explorer la plaie avec le stylet ou la sonde. C'est une méthode dangereuse, infidèle, qui doit être abandonnée. Le second moyen consiste à débrider la plaie pariétale plan par plan, sous anesthésie locale. C'est la méthode de choix, sûre, rationnelle, sans dangers.

§ 1. — Dangers, insuffisance, inutilité de l'exploration des plaies au stylet ou à la sonde cannelée.

En voulant explorer une plaie abdominale à la sonde on peut commettre deux erreurs : ou bien s'égarer dans la paroi et méconnaître la pénétration de la plaie, ou bien dilacérer ce qui reste de muscle et la séreuse et conclure à tort à une plaie pénétrante. On peut donc être ainsi amené à pratiquer une opération inutile ou à ne pas pratiquer une laparotomie nécessaire. Il est d'autant plus facile de se perdre dans la paroi, si on veut user de ce procédé d'examen, que très souvent les plaies sont obliques, et que l'orifice superficiel et l'orifice profond ne sont point de niveau ; de plus, l'hématome peut créer des clapiers, des diverticules.

Toutes les fois qu'il s'agissait de plaies pénétrantes étroites, nous n'avons jamais pu enfoncer la sonde jusque dans le ventre. S'il s'agit d'une plaie par balle, les causes d'erreurs sont les mêmes quoique le trajet de la plaie soit en somme un trou fait dans la paroi comme à l'emporte-pièce.

Enfin l'exploration à la sonde est une manœuvre qui, même sans faute d'asepsie de la part du chirurgien, pourrait avoir de graves inconvénients : infecter une plaie pariétale, infecter le péritoine au cas de plaie pénétrante simple, dissémination des matières intestinales qui peuvent se trouver au contact de l'instrument.

Ce procédé de la sonde est un procédé à abandonner pour tous ces motifs. D'ailleurs, c'est un procédé aveugle, archaïque et désuet. Il faut toujours voir, et explorer à ciel ouvert ici comme ailleurs, et plus qu'ailleurs. La vie du blessé en dépend. Le *cathétérisme* de la plaie avec la sonde est dangereux et *impossible*.

§ 2. — Débridement de la plaie. Exploration directe à ciel ouvert.

« En dehors de toute lésion viscérale, le seul fait de la pénétration, si elle est avérée, crée un danger grave et commande la pratique à suivre, si la pénétration est avérée, disons-nous. Pour s'en assurer, on n'aura jamais recours au stylet ou à la sonde cannelée ou au doigt, ou à toutes ces explorations timides, incomplètes et dangereuses dont l'emploi est resté longtemps classique. Devant une plaie d'abdomen comme devant une plaie du crâne, il y a une méthode rationnelle d'examen dont on ne devra jamais se départir : *faites bâiller avec les doigts, avec des écarteurs la plaie cutanée, et au besoin débridez aux deux extrémités pour examiner en pleine lumière, et non au fond d'un puits, les couches profondes de la paroi* (1). »

(1) LEJARS, *Chirurgie d'urgence.*

Nous souscrivons entièrement à cette opinion de M. Lejars et nous exagérons volontiers : nous conseillons de débrider non pas « au besoin » mais « systématiquement » toujours, dans tous les cas. Et il faut pratiquer ce débridement non seulement dans les cas douteux, mais même *dans les cas les plus bénins en apparence*.

TECHNIQUE DU DÉBRIDEMENT EXPLORATEUR

Matériel nécessaire. — Seringue Pravaz, bistouri, pince à disséquer, deux pinces de Kocher, deux écarteurs de Farabeuf et une solution anesthésique suivant la formule de M. Reclus :

Novocaïne	1 gramme.
Adrénaline à 1/1000	XXV gouttes.
Sérum physiologique	200 grammes.

Désinfection de la peau. — La teinture d'iode est ici le procédé le plus rapide et le plus sûr et on évite tout traumatisme, tout massage du lavage et du brossage.

Anesthésie. — On pousse dans la peau, puis sous la peau, en haut, puis en bas une injection traçante de novocaïne en piquant dans l'angle de la plaie cutanée ; la peau se boursoufle, devient blanche et après quelques minutes on agrandit, par une incision à chacune de ses extrémités, la plaie traumatique, 5 à 6 centimètres suffisent en longueur.

Exploration. — « *Regarder et ne pas toucher* », tel est le principe. Avec le Farabeuf, on écarte et on voit une boutonnière dans l'aponévrose. Les pinces de Kocher en saisissent les lèvres et on fend ensuite l'aponévrose en agrandissant la boutonnière. On écarte et on regarde. On aperçoit les muscles, plus ou moins dilacérés, plus ou moins saignants, quelquefois du sang gêne l'examen et il faut pincer le point qui saigne ; d'autres fois il faut évacuer un caillot. On tamponne doucement et on écarte avec les deux écarteurs de Farabeuf (ou avec deux pinces fermées) introduits dans la brèche musculaire. Si cette brèche est netté, petite, on peut l'agrandir en ayant bien soin de ne pas dissocier le muscle à côté de la plaie. Si l'on « se perd », il faut tout abandonner et *revenir au point de départ*, à la peau, rechercher et repérer les éléments de la paroi, plan par plan (ce qui arrive surtout dans les plaies par arme blanche). Les plaies par balles sont des trous à l'emporte-pièce, noirs, brûlés et plus visibles que l'interstice musculaire artificiel créé par le couteau.

Peu à peu on arrive au péritoine et de deux choses l'une : ou bien on voit nettement *le fond* de la plaie représenté par du muscle rouge ou par la séreuse, ou bien on voit une anse intestinale, de l'épiploon, de l'urine, des matières fécales ou du sang venant de la profondeur, *ou rien*. A travers le péritoine transparent le foie se voit très bien « en noir ». Il arrive parfois qu'en arrivant dans la séreuse on découvre des matières intestinales.

Si nous en croyons nos observations, dans la grande majorité des cas, il est facile de bien *voir* et d'affirmer la pénétration ou la non-pénétration, à condition d'aller méthodiquement en reconnaissant un à un tous les plans que l'on traverse : cela demande 5 minutes. Pour écarter, pour éclairer, l'écarteur de Farabeuf est le meilleur instrument qu'on puisse employer.

La plaie n'est pas pénétrante : On badigeonne le tout à l'iode, on fait l'hémostase s'il y a lieu, et on suture le muscle et l'aponévrose en un seul plan de catgut, la peau aux crins, aux agrafes ou à la soie. Nous ne conseillons pas l'emploi du bronze ici, dans ces plaies qui n'intéressent pas toute la paroi. Tout drainage est le plus souvent inutile.

La plaie est pénétrante : Il faut immédiatement endormir le blessé et faire une laparotomie. Deux cas sont à considérer.

S'il s'agit d'un coup de couteau : les lésions sont sous-jacentes, il faut faire une laparotomie sur la plaie, et verticalement. S'il s'agissait d'une plaie des hypocondres intéressant le foie ou la rate, on pourrait brancher une incision horizontale sur la première.

Si au contraire il s'agit d'une plaie par balle, il vaut mieux renoncer à passer par la plaie. L'incision médiane est la meilleure en raison de la multiplicité et de la dissémination des lésions. On s'exposerait à de graves mécomptes en agissant autrement : dans notre observation nº 5, une laparotomie latérale droite sur la plaie ne nous eût pas permis de suturer le rectum. Les lésions produites par les armes à feu sont des trouvailles de laparotomie, et pour pouvoir agir à droite et à gauche, il faut toujours faire la laparotomie médiane — sus ou sous-ombilicale selon les cas.

Malgré les avantages que nous paraît avoir ce procédé d'exploration, M. Chaput l'a rejeté et condamné au même titre que l'exploration aveugle au stylet (1). « Le débridement ne sert à rien, on se perd dans la paroi et on peut méconnaître la perforation. Quand la pénétration n'est pas certaine, il faut franchement faire la laparotomie médiane. » (Chaput.)

A la vérité, s'il nous fallait choisir entre l'abstention systématique (que défendaient encore à cette époque un certain nombre de chirurgiens) et cette intervention « par principe et à priori », nous nous rangerions sans hésiter du côté de M. Chaput. Mais cette manière de voir nous paraît un peu pécher par excès et manquer un peu de mesure, car elle expose beaucoup de blessés à une laparotomie inutile. Pour notre part, nous ne reculerons jamais devant une laparotomie que nous aurons jugée nécessaire et indiquée, mais il nous répugnerait de la pratiquer systématiquement, dans tous les cas, sans même avoir cherché à savoir s'il y a pénétration. Or, nous prétendons que cette exploration directe de la plaie est facile, simple si on va posément et méthodiquement. Et puis, d'ailleurs, s'égarerait-on dans la paroi ? Alors nous serions d'accord avec M. Chaput pour pratiquer sur-le-champ la laparotomie médiane, nous aurions seulement perdu 5 minutes ! car il ne faut pas plus de 5 minutes pour avoir la certitude de la pénétration ou de la non-pénétration. En cas d'échec et d'insuccès, nous n'aurions, après quelques minutes

____

(1) Chaput, *Soc. de chirurgie*, 1895.

de recherches infructueuses, qu'à ouvrir le ventre. Cela ne nous est jamais arrivé. En tout cas, *nous pensons qu'on peut et qu'on doit* se livrer à une recherche de 5 minutes à l'anesthésie locale, puisque cette exploration peut éviter au blessé une laparotomie inutile, dans les cas assez fréquents où le couteau n'a pas pénétré dans le péritoine.

CHAPITRE IV

SUTURE DES PAROIS AU FIL MÉTALLIQUE
EN UN PLAN APRÈS LA LAPAROTOMIE

Nous avons eu, pendant notre internat, la bonne fortune de voir opérer un certain nombre de chirurgiens, de voir employer et d'employer nous-même tous les procédés connus de suture des parois abdominales après laparotomie, soit en chirurgie d'urgence, soit en chirurgie journalière.

Suture en un plan, en deux plans, en trois plans, et même en quatre plans.

Fil métallique (bronze, aluminium, argent), fils résorbables et non résorbables, catgut, soie, crin, lin, etc. ; surjets, points isolés, etc. Nous avons vu également employer les diverses aiguilles: Doyen, Reverdin, Félizet, Moïj, Hagedorn, couturière, etc., etc.

Nous avons la conviction qu'en chirurgie d'urgence (et dans quelques cas de chirurgie gynécologique ou gastrique) la meilleure suture est la suture métallique en un plan avec l'aiguille Doyen et le fil de bronze.

D'après ce que nous avons observé, nous pensons que cette suture métallique en un plan est souvent *mal faite*. Nous croyons que les reproches adressés à ce procédé résultent de mauvais résultats dus à une mauvaise technique « et nous nous proposons d'exposer ici la technique » employée par notre maître M. Ricard.

Choix du fil et de l'aiguille. — Tous les fils sont bons, argent, aluminium ou bronze, à condition qu'ils soient solides et fins. Le diamètre ne doit pas dépasser 1 millimètre.

La meilleure aiguille est l'aiguille dite de Doyen (1), courbe, percée d'un œil près de son biseau piquant et tranchant. Il faut une aiguille très forte, courbe et longue.

Si l'on emploie le fil de bronze, il faut avoir soin de ne pas mettre le fil en contact avec une solution de sublimé ou de ne pas plonger les mains ou les gants dans une solution de cet antiseptique. Le sublimé à 1/1000 et 1/2000 attaque le fil de bronze si rapidement que le fil casse comme le bout filiforme d'une pipette de verre étiré, lorsque le fil a été mouillé de sublimé. Nous tenons ce détail de notre regretté maître Guinard qui nous en donna la démonstration en brisant un fil de bronze plongé pendant une seconde dans une cuvette de sublimé.

Comment il faut faire la suture métallique en un plan. — La suture comprend deux temps : d'abord on passe tous les fils dans la paroi. Quand tous les fils sont mis en place, on les serre et on les entortille l'un après l'autre.

1er *temps*. — Le chirurgien passe les fils dans les parois de la manière suivante : il transfixe avec l'aiguille Doyen la lèvre pariétale qui est de son côté, de la peau vers le péritoine, puis l'autre lèvre opposée (du péritoine vers la peau). Dès que la pointe de l'aiguille émerge, l'aide y passe le bout d'un fil de bronze qu'il tord « en hameçon », passé dans l'œil de l'aiguille. Le chirurgien retire l'aiguille d'un seul coup et le premier fil est en place, ses deux chefs sont pris dans une pince de Kocher, on passe ainsi le 2ᵉ, puis le 3ᵉ fil. Six fils suffisent pour une laparotomie sous-ombilicale, trois fils pour une incision de gastro-entérostomie. On laisse entre chaque fil environ la largeur de deux travers de doigts.

Il est essentiel de prendre peu de peau (5 mm., 10 mm. au plus), et la plus grande quantité possible de muscle. Peu

(1) Dionis employait dès 1740 l'aiguille dite de Doyen, qui est figurée dans une gravure de son livre *Des opérations de chirurgie*.

de péritoine. Si le malade « poussait », on glisserait un champ dans le ventre et on passerait les fils sur le champ.

Il faut avoir bien soin, pour chaque fil, de piquer la peau en deux points bien symétriques et de niveau, pour éviter le froncement de la peau. En prenant peu de peau, on évitera les encoches « en échelle » consécutives à la striction du fil.

2ᵉ *temps*. — *L'aide serre et natte*, entortille les fils pendant que le chirurgien affronte. C'est le temps minutieux à exécuter et à bien exécuter. C'est parce que les fils sont souvent mal serrés et la peau mal affrontée que le résultat est « laid ».

Rôle de l'aide. — L'aide est placé en face de l'opérateur, soit à gauche, soit à droite, et saisit avec la main gauche le chef du fil qui est du côté du chirurgien.

La main droite surcroisant la gauche saisit l'autre chef.

Puis l'aide *soulève la paroi* en tirant verticalement « en l'air » sur les deux chefs du fil, parallèles et verticaux.

Pendant ce temps le chirurgien, avec deux pinces à griffe, affronte la peau saisie en amont et en aval et soulève la peau en haut, verticalement en l'affrontant. Ces deux lèvres cutanées sont ainsi relevées et accolées par leur face profonde, formant ainsi une sorte de bourrelet au sommet duquel se trouve la solution de continuité faite par le bistouri. Quand l'accolement et l'affrontement sont ainsi réalisés par le chirurgien, l'aide croise les fils en rabattant ses mains, la droite vers le chirurgien, la gauche vers lui-même. Ainsi les chefs des fils sont croisés et horizontaux perpendiculaires à l'incision.

Pour « nouer » le fil l'aide n'a plus qu'à faire tourner le fil en faisant décrire à ses mains un demi-cercle dans le sens des aiguilles d'une montre, *sans faire aucun effort*, sans tirer, *sans serrer* le fil (dont l'anse a été serrée quand l'aide a rabattu horizontalement les deux chefs du fil). Il faut changer de main à chaque demi-tour et continuer à entortiller le fil par quatre ou cinq mouvements en demi-cercle dans le même sens, de gauche à droite. Puis, d'un coup de ciseaux, on sectionne le tortillon à 4 ou 5 centimètres de la peau.

Il ne faut déployer aucun effort pour serrer, sous peine de voir le fil couper la peau sphacélée sous la striction excessive, ce qui arrive lorsqu'on se borne à serrer le fil avec force *sans avoir au préalable soulevé la paroi et tendu le fil*. Il ne faut pas tirer sur le fil et le serrer avec effort. Il faut seulement *le tendre* et *l'entortiller* quand les deux chefs ont été tendus.

Quand tous les fils sont ainsi noués, l'affrontement est parfait et le plus souvent il est inutile de placer quelques crins cutanés intermédiaires.

Il est bon de rabattre les tortillons du fil à droite et à gauche de la plaie sur une compresse, pour qu'ils n'accrochent pas le pansement.

On les laisse en place 10 jours et on les enlève d'un mouvement curviligne avec une pince à forcipressure, après avoir sectionné l'anse du fil avec une pince à champagne ; les ciseaux s'émousseraient et pourraient coincer le fil entre les lames de l'instrument. L'ablation des fils est très facile et le plus souvent indolore. L'anse du fil marque sur la peau une encoche rouge qui disparaît rapidement. Le résultat immédiat est également parfait. Nous avons vu de magnifiques cicatrices sur des malades opérés par M. Ricard et suturés au bronze il y a 8 ou 10 ans, et revenus dans le service pour des raisons diverses.

AVANTAGES DE LA SUTURE MÉTALLIQUE

Simplification du matériel chirurgical. — Le praticien *peut*, nous dirons presque *doit supprimer* de son arsenal toutes les aiguilles à suture autres que l'aiguille Doyen et l'aiguille de couturière.

Dans le service de M. Ricard, il n'existe pas une seule aiguille de Reverdin. M. Ricard fait toute la chirurgie avec la fine aiguille de couturière pour l'intestin, et la grosse aiguille de Doyen pour la paroi et toutes les autres sutures. Nous pensons que la suppression des aiguilles Reverdin et de ses dérivées à bas mobile *est un grand progrès*.

Les aiguilles de Reverdin ont à nos yeux deux graves défauts : tout d'abord, nous ne pensons pas qu'on puisse nettoyer et stériliser convenablement une aiguille creuse dans laquelle se meut un chas mobile, surtout quand ces aiguilles ne servent pas tous les jours. Ces aiguilles sont toujours plus ou moins sales, encrassées et rouillées « à l'intérieur ».

De plus, elles sont fragiles, délicates, en raison même de leur perfectionnement et même bien entretenues, à l'hôpital ; elles accrochent, elles cassent, elles sont dures et sur le bouton qui manœuvre le chas mobile, le chirurgien crève souvent son gant, dans un effort.

Nous avons été, comme tout le monde, souvent obligé de nous servir d'une pince, d'un ciseau fermé pour faire jouer un instrument fatigué. Ces considérations, qui paraissent futiles à un chirurgien bien outillé, à l'hôpital ou à la maison de santé, ont une grande importance pour le praticien de campagne qui est obligé à chaque instant d'envoyer ses aiguilles en réparation.

L'aiguille Doyen, au contraire, toujours propre, toujours facile à nettoyer, toujours stérilisée facilement, ne se détraque jamais et n'accroche jamais ; on peut soi-même en aiguiser le biseau émoussé.

Nous croyons que beaucoup de suppurations de parois sont dues à un défaut de propreté d'une aiguille de Reverdin, tandis que rien n'est plus simple que de stériliser l'aiguille Doyen et que de faire bouillir une bobine de fil de bronze dont on coupe la longueur nécessaire, au fur et à mesure des besoins.

Rapidité. — Il faut 5 minutes (au plus) pour fermer une paroi après laparotomie, avec le fil de bronze. Nous ne pensons pas qu'il soit possible en 5 minutes de refaire une paroi en trois plans, surtout si l'on emploie des points isolés.

Cette considération n'a pas d'intérêt dans une opération normale.

Mais au contraire nous pensons qu'il peut être fort utile de gagner 5 minutes — 5 minutes d'anesthésie — quand on termine une opération longue et grave, quand on opère un blessé exsangue ou un cancéreux cachectique.

Solidité de la suture métallique. — Nous avons vu plusieurs fois, comme tout le monde, des éventrations se produire le troisième ou quatrième jour chez des opérés suturés en trois plans avec le catgut et la soie ou le crin. Cela arrive chez les bronchitiques qui toussent, chez tous les malades qui vomissent beaucoup, les sutures craquent : on trouve l'intestin dans le pansement (observ. 11).

Nous avons vu mourir une jeune femme un peu grasse dont la paroi avait suinté : il s'agissait d'un fibrome opéré en vingt minutes.

Ces éventrations, heureusement, ne produisent pas toujours un désastre (ex. : notre obs. 11), mais la suture métallique met le chirurgien à l'abri de tels ennuis.

Nous pensons que cette suture métallique est indispensable *en chirurgie gastrique* et, d'une manière générale, dans toutes les laparotomies *sus-ombilicales*.

Absence de corps étrangers dans la paroi. — Il n'est pas rare de voir des suppurations interminables résulter de la présence dans la paroi d'un fil perdu non résorbable, crin ou soie. Voici encore un avantage du fil métallique : quand le fil est enlevé, il ne reste « rien » dans la paroi et dans la cicatrice.

REPROCHES ADRESSÉS A LA SUTURE MÉTALLIQUE EN UN PLAN

a) **On peut pincer l'épiploon ou l'intestin dans l'anse du fil.** — Cela nous paraît impossible si l'on opère avec précaution ; il faut en effet que le sommeil chloroformique soit complet et que l'intestin ne vienne pas se mettre entre les fils, pour que l'on puisse sans crainte serrer le fil. Et même si le malade pousse, on peut très bien éviter cet accident en plaçant dans le ventre un champ que l'on retire au fur et à mesure qu'on noue les fils. De plus, en opérant « en l'air » avec un bon aide qui soulève énergiquement la paroi, on ne court vraiment aucun risque.

b) **La suture métallique prédispose aux adhérences pariéto-viscérales. L'affrontement est imparfait.** — M. Ricard emploie ce procédé depuis très longtemps en ville et à l'hôpital et n'a jamais eu l'occasion de voir une adhérence qu'il fût possible d'attribuer à la suture en un plan.

En effet, le fil fronce la séreuse et accole en revers de redingote les deux lèvres du péritoine et les plans divers de la paroi sont parfaitement bien affrontés si on a soin de prendre beaucoup d'aponévrose et de muscle avec l'aiguille, et si le chirurgien a soin de soulever la peau avec ses pinces à disséquer avant l'entortillement du fil. Les lèvres cutanées ne sont pas renversées en dedans, épiderme contre épiderme, elles sont renversées en dehors derme contre derme; il faut s'en assurer avant de faire le pansement en retournant avec une pince disséquer les points qui avaient tendance à s'invaginer ou à se recouvrir en revers de redingote. Le muscle largement pris est très bien affronté.

c) **La peau adhère aux plans profonds.** — Nous n'avons pas remarqué que la cicatrice fût plus adhérente après suture au bronze que chez les opérés suturés en trois plans. Nous pensons que la qualité et la beauté de la cicatrice cutanée ne dépendent guère du chirurgien ; en revoyant à longue échéance des malades, il n'est pas possible de dire si tel opéré ayant une cicatrice chéloïdienne et laide a été suturé en un plan ou en trois plans.

L'état physiologique de la paroi est pour beaucoup dans la beauté et la qualité d'une cicatrice.

Tel individu maigre et musclé aura une belle cicatrice par le bronze, le catgut ou la soie. Tel autre, obèse, gras, aura une éventration ou une vilaine cicatrice quel que soit le procédé de suture employé. La graisse est l'ennemie du chirurgien.

d) **La suture en un plan a le défaut d'être pénétrante.** — A la vérité, nous ne comprenons pas quel inconvénient cela peut avoir. Nous ne comprenons pas pourquoi certains chirurgiens emploient le fil métallique en un plan après avoir soigneusement « fermé » le péritoine, disent-ils, par un surjet de catgut. Nous allons plus loin, nous ne comprenons pas, avec M. Ricard, pourquoi ces mêmes chirurgiens mettent tant de soin, de précautions et de temps à enfouir sous une couche séreuse un moignon appendiculaire aseptique sectionné au thermocautère ! Cela nous paraît inutile. Si le moignon est septique en effet, il provoquera aussi bien un petit abcès sous le péritoine cæcal que dans les adhérences que la grande cavité aurait formées autour de lui, et c'est au fond la même chose.

Le péritoine agglutine avec une telle rapidité que le surjet séreux d'une gastro-entérostomie n'est plus visible dès le soir de l'opération. Nous avons vu des membranes sur une anse intestinale perforée par un couteau depuis moins d'une heure (voir observation 7).

Par conséquent, au bout de quelques heures la portion du fil qui est dans le ventre se trouve engluée, recouverte d'exsudats qui réalisent une véritable exclusion et suppriment ;toute communication, même capillaire et osmotique, le long du fil, entre le pansement et la cavité péritonéale. Ou l'opération est aseptique ou elle est septique. Dans le premier cas il n'y a aucun inconvénient à faire passer dans le ventre le fil de bronze que recouvre le pansement. Dans le second cas, ce n'est point un surjet péritonéal au catgut qui empêchera la paroi de désunir par infection, même légère, propagée du péritoine à la paroi.

Il nous paraît invraisemblable d'admettre qu'une infection intra-abdominale puisse se propager le long du fil de bronze et être arrêtée par un surjet séreux de catgut. Et il nous paraît impossible qu'une infection quelconque, venue de l'extérieur, puisse se propager le long du fil, également, au péritoine.

Quand il y a un drain, ces objections tombent d'elles-mêmes. La paroi s'infectera tout aussi bien, s'il y a infection quelque part, après suture en trois plans qu'après suture en un plan.

e) **Le fil de bronze coupe la paroi** (dernier reproche). — C'est vrai quelquefois, le fil tend à s'éliminer, et la peau, même sans suppurer, macère sous le fil. Quelques badigeons iodés suppriment ce suintement rapidement.

Si vraiment le fil coupe, de deux choses l'une : ou bien le fil a été trop serré et provoque mécaniquement une escarre, ou bien il s'agit d'une suppuration. Dans ces deux cas, le procédé employé n'est pas en jeu, il s'agit d'une mauvaise technique ou d'une cause étrangère à la suture.

En résumé, le procédé de la suture métallique en un plan doit être employé :

1º En chirurgie abdominale d'urgence;

2º En chirurgie gastrique ;

3º Chez les malades cachectiques, obèses et chez les blessés graves;

4º Après toutes les interventions longues.

CHAPITRE V

ABANDON SYSTÉMATIQUE DES PROJECTILES
DANS LA CAVITÉ ABDOMINALE

Un des premiers, M. le professeur Reclus (1) a conseillé
d'abandonner, par principe, les projectiles d'arme à feu, où
qu'ils soient (sauf cas exceptionnels). Le chirurgien de l'Hôtel-
Dieu n'a jamais cessé de défendre cette manière de voir et nous
nous rallions à son opinion, surtout en matière de plaies abdominales.

« La recherche des projectiles, après guérison, est inutile,
dangereuse, impossible. L'abstention systématique doit être la
règle. Tout au plus enlèvera-t-on une balle à fleur de peau, sous
le doigt et sous l'instrument du chirurgien, lorsque aucun délabrement n'est nécessaire pour la saisir... L'abandon de la balle
en pleine chair doit être la règle à peu près immuable. Lorsqu'une grande cavité est ouverte (crâne, thorax, abdomen), les
interventions ont alors pour but, non l'extraction du projectile
(que font quelques grammes de plomb de plus ou de moins
dans les tissus ?) mais la réparation d'un dommage causé par la
balle... ouverture d'une artère... déchirure d'un réservoir naturel, estomac, intestin ou vessie. »

Ces lignes ont été écrites par M. Reclus en 1888, avant la
radiographie. Elles sont encore aujourd'hui parfaitement justes.
Autant il est naturel d'extirper une balle sentie sous la peau,

(1) RECLUS, *Cliniques de l'Hôtel-Dieu. Cliniques de la Pitié.*

autant il nous paraîtrait dangereux — et vain — de chercher une balle dans un périnée, dans une région lombaire.

Notre malade de l'observation 2 conservera jusqu'à sa mort sa balle dans son poumon gauche, sans en être incommodée. Nous n'avons jamais su où était la balle de la malade de l'observation 5 et 6 et celle du malade de l'observation 4.

De même pour le malade de l'observation 3, et si nous avons extirpé sa balle cranienne, c'est que le projectile était visible au fond de la plaie.

Depuis que la radiographie est entrée dans la pratique chirurgicale courante, beaucoup de chirurgiens n'ont pas résisté à la tentation de chercher les projectiles qu'on voit si bien sur les radiographies. Ces chirurgiens ont certainement regretté, après échec, leurs tentatives vaines. Rien n'est plus difficile que de trouver une balle dans une masse musculaire. Quelquefois ces corps étrangers provoquent une suppuration autour d'eux, et alors lorsqu'on est conduit à inciser ces foyers suppurés, on trouve, par hasard, le projectile dans le pansement, évacué avec le pus.

En cas de plaie abdominale, il ne faut jamais, sous aucun prétexte, chercher à extraire une balle, soit au cours de l'intervention d'urgence, soit secondairement après guérison. Il faut parfois résister aux sollicitations du blessé pour qui toute intervention signifie « recherche de la balle ». La malade de l'observation 2 fut navrée lorsqu'elle apprit que nous n'avions même pas cherché sa balle ; elle n'en prit son parti qu'après guérison.

Cela se comprend, tant ce préjugé est répandu et entretenu parmi les profanes par les rédacteurs de faits divers des journaux qui, chaque jour, apprennent au public que tel blessé a été conduit à l'hôpital où les chirurgiens ont tenté d'extraire la balle.

On ne compte plus aujourd'hui les cas de blessés ayant conservé jusqu'à la mort, sans gêne aucune, une balle logée en quelque point de leur corps, dans le ventre en particulier. Larrey en a trouvé plusieurs dans le ventre d'invalides décédés longtemps après leurs blessures. En revanche il est assez rare de voir une balle entrée dans l'intestin être évacuée par l'anus comme dans un cas de Dupuytren (clinique de l'Hôtel-Dieu). La balle est parfaitement tolérée et cela se comprend. Par elle-même elle est un corps étranger dont la présence n'a aucun inconvénient : elle ne devient une cause d'accidents que quand elle est septique et entretient une suppuration. Or, pratiquement, la balle est aseptique, stérilisée en quelque sorte par la pression et le frottement qu'elle subit dans l'arme et dans sa trajectoire par la résistance de l'air; de plus, elle est portée à une haute température par le frottement dans le canon de l'arme et par l'explosion, la déflagration du coup.

En résumé, l'extirpation d'une balle (dans le ventre, dans les parois abdominales) n'est permise que si l'extirpation n'exige aucune recherche, aucun délabrement.

CHAPITRE VI

TRAITEMENT DES PLAIES DE L'ABDOMEN EN CHIRURGIE DE GUERRE AUX ARMÉES (1).

En chirurgie d'armée il existe 3 types cliniques de plaies d'abdomen.

1° Les plaies immédiatement ou très rapidement mortelles sur le champ de bataille. Eventration par coups de sabre, lance, baïonnette tranchante (allemande, japonaise). Eviscération et grands délabrements par éclats d'obus. Section d'une grosse artère, etc.

2° Plaies pénétrantes diverses, surtout par balle de fusil (petit calibre et grande distance de tir), baïonnette piquante (russe, française, etc).

3e Plaies non pénétrantes. Ces plaies sont tout aussi fréquentes que les plaies pénétrantes (plaies par ricochet, en séton, etc.)

Dans tous ces cas il y a 2 méthodes de traitement : *la méthode de choix* qui serait le traitement opératoire — *la méthode de nécessité* qui doit être au contraire le traitement non opératoire.

Voyons maintenant dans quelles conditions le blessé *doit* être secouru théoriquement et *peut* être secouru pratiquement.

(1) LEJARS, La chirurgie de guerre d'après la guerre russo-japonaise, in *Semaine Médicale* 13 mai 1908.

REVERDIN. *Chirurgie d'armée*, 1910.

WEISS (de Nancy), *les blessures de guerre par les armes modernes et leur traitement*, 1912.

Les guerres récentes ont démontré : d'abord que les batailles durent plusieurs jours (Moukden, 10 jours), ensuite qu'il est impossible (sans être bientôt tué ou blessé) de circuler sur la zone de feu, autrement qu'en rampant isolément ou par petits groupes et en se cachant dans les fossés ou derrière le moindre obstacle, le moindre relief du terrain. Le relèvement immédiat des blessés sous le feu ou pendant le combat est *une impossibilité absolue*. Les secours ne sont possibles que *la nuit* ou *après* le combat. Le champ de bataille est un désert où tout le monde doit se cacher. Pendant la nuit la recherche des blessés **graves** qui ne marchent point est bien difficile sinon impossible en réalité.

Et après le combat il est *trop tard* pour porter secours utilement, les blessés graves ont succombé dans l'immense majorité des cas. Les premiers secours, dans la guerre russo-japonaise, arrivaient aux blessées de 5 à 100 heures après la blessure.

Par conséquent en ce qui concerne les soins d'urgence à donder aux blessés graves il faut considérer comme à peu près impuissant le service de santé de l'avant, le service de santé des corps de troupe, qui théoriquement doit agir sur la ligne de feu et derrière la ligne de feu.

Les médecins du service de l'avant évacuent les blessés sur l'hôpital de campagne : or, de par le nombre limité de ses médecins, le matériel dont on dispose et la foule des blessés qui y arrivent « en masse », l'hôpital de campagne est une formation sanitaire où la laparotomie est *impossible*, et *interdite* par conséquent.

Ce n'est qu'à la 3e étape sanitaire, à *l'hôpital de l'arrière* qu'une installation chirurgicale complète permet aux chirurgiens de pratiquer des laparotomies : mais, alors quand les blessés y arrivent 8 jours se sont écoulés, *au moins*, depuis la bataille, ce qui veut dire que : ou bien les blessés d'abdomen sont morts en route ou bien ils sont en voie de guérison. Dans le dernier cas il n'y a rien à faire, chirurgicalement parlant. « Le sort en est jeté pour beaucoup d'entre eux. » (Lejars.)

Comme l'a proclamé, au dernier Congrès de chirurgie, M. Delorme, la chirurgie « à l'armée » doit être une chirurgie simple : pas d'opérations, sauf urgence absolue (ligatures artérielles et trachéotomie). Evacuation rapide selon la formule officielle et classique :

« L'ambulance est un atelier d'emballage et d'expédition. »

Il faut évacuer tous les blessés, sauf (Reverdin) les blessés de poitrine par crainte d'hémorragies secondaires, et les blessés d'abdomen, pour qui l'immobilité est indispensable. C'est du moins l'opinion de Reverdin. Au Transvaal, les blessés de Jacobsthal ont été hospitalisés *sur place* dans une ambulance allemande : ces blessés d'abdomen *ont guéri*. A Spionkopf, ils ont été *évacués* : ils *sont morts*. Au début de la campagne, ils ont été opérés par Trèves, Kuthner, Hildebrandt, Mac Cormac, Waston Cheynes qui avaient tenté d'appliquer aux plaies de l'abdomen le traitement « civil » par laparotomie : tous les opérés sont morts. Dans l'armée japonaise, il y eut 19 décès sur 22 blessés d'abdomen transportés pendant 9 heures. Ceux qui furent abandonnés guérirent dans la proportion de 30 p. 100.

Les chirurgiens anglais du Transvaal avaient emporté avec eux un matériel chirurgical roulant considérable. Ils n'ont eu que des désastres parce qu'ils ne trouvaient point d'eau, parce qu'ils ne leur était pas possible, matériellement, de la stériliser quand ils en avaient, et parce qu'ils ne pouvaient par suite se trouver dans les conditions d'asepsie sans lesquelles une laparotomie n'est pas permise.

Il suffit d'avoir eu l'occasion, en temps de paix et aux grandes manœuvres, de faire au cantonnement une suture de plaie quelconque, pour deviner quelles doivent être les difficultés, insurmontables, que rencontre en temps de guerre le chirurgien qui veut se laver les mains ou faire bouillir des instruments, surtout en pays étranger ou encombré de troupes. Et nous ne pensons pas que l'emploi des gants de caoutchouc puisse être une innovation utile aux chirurgiens d'une armée en campagne. Les difficultés sont les mêmes pour stériliser les gants ou l'eau, ou les instruments.

Autre argument en faveur de la non-intervention : en 1870, les plaies par arme à feu (calibre 12 millimètres) donnaient 70 morts sur 100 blessures. Aujourd'hui avec les balles de petits calibres (6 à 8 mm.) les blessures abdominales faites à plus grande distance ne donneraient que 45 p. 100 de morts (Bornhaupt et von OEttingen. Guerre russo-japonaise).

On a tenté des interventions abdominales dans des wagons-sallés d'opérations relativement bien installés : la princesse Gedroiz, doctoresse en médecine, aurait obtenu ainsi « dans le transsibérien », en chemin de fer, des guérisons opératoires. Cela nous laisse sceptique, car la chirurgie « est une dans ses exigences et dans sa technique », comme l'a écrit à ce sujet Mignon. On pouvait voir au dernier Congrès de chirurgie une automobile-salle d'opérations pour le service de santé militaire. Il nous paraît illusoire de chercher à organiser une salle d'opérations dite aseptique dans une automobile destinée à passer partout.

Bornhaupt à Karbine (Croix-Rouge russe) a vu guérir *sans incidents* 89 blessés (non opérés) sur 162 blessés d'abdomen par balle, et tous les autres, *sauf trois*, finirent par guérir spontanément, soit 2,5 p. 100 de morts!... Ces blessés furent évacués pendant 6 ou 10 jours en chemin de fer avant d'arriver à l'hôpital. Ceci serait presque paradoxal, si l'on oubliait que *des milliers* de blessés d'abdomen sont probablement *morts sur place* et sans avoir été vus par le chirurgien russe ! Il ne s'agissait donc que de blessés « bénins ». « Les plaies de l'abdomen sont donc la pierre d'achoppement de la thérapeutique en campagne. » (Reverdin.) Telle est la vérité. Donc le traitement des plaies de l'abdomen, à la guerre, doit être le suivant :

Pas d'intervention chirurgicale. — Diète absolue. Recommander aux brancardiers de ne pas faire boire les blessés d'abdomen. Injections de morphine et sérum en injections sous-cutanées si cela est possible, sinon administrer de l'opium à l'intérieur. Ne pas évacuer ces blessés, les hospitaliser sur place, à tout prix. Mieux vaudrait les abandonner que les transporter à distance.

Il y a ici une incompatibilité entre le dogme de l'évacuation systématique et les nécessités thérapeutiques en matière de plaies d'abdomen (et de poitrine). Il n'y a qu'un cas où l'intervention est permise, parce qu'elle est indispensable : *lorsqu'il y a hémorragie interne ne pouvant pas guérir par la temporisation.*

Ici, comme ailleurs, il faut tenter la ligature du vaisseau qui saigne, pour peu que la laparotomie soit possible matériellement, car, à bien y songer, le blessé n'a rien à perdre, même si l'intervention est pratiquée dans des conditions médiocres d'installation et d'assistance.

Tout ce que nous avons lu sur ce sujet, tout ce que nous venons de dire, a été confirmé par les observations qui ont été déjà faites pendant la guerre turco-balkanique.

Notre collègue et ami Girault a passé le mois de novembre 1912, en Macédoine, à Uskub, avec l'ambulance chirurgicale installée dans cette ville par la Croix-Rouge française, d'accord avec les autorités militaires serbes. Pendant tout le mois de novembre 13o blessés serbes furent soignés par la mission française. Les blessures dataient de 8 jours, environ, quand les blessés arrivaient à l'ambulance, après 8 jours de transport par des moyens de fortune, chemin de fer, chariots, voitures.

L'armée se trouvait à 8o ou 1oo kilomètres en avant d'Uskub. Or, sur ces 13o soldats évacués sur l'ambulance française et non choisis, pris au hasard, il n'y avait qu'*un seul* blessé d'abdomen, un soldat qui avait reçu une balle dans le ventre, à très grande distance puisqu'il n'y avait point d'orifice de sortie (1). Le blessé était en très bon état et ne paraissait nullement incommodé par sa blessure. Il a guéri sans aucune intervention.

En même temps, à l'hôpital militaire serbe installé dans la citadelle turque d'Uskub plusieurs centaines de blessés étaient

---

(1) Normalement, d'après les statistiques déjà publiées à la suite des guerres récentes, ce chiffre de 13o blessés aurait dû compter six ou sept blessés d'abdomen, d'après le pourcentage de 5 p. 100 admis par les chirurgiens militaires.

en traitement : notre ami Girault n'y vit qu'*une seule* plaie de l'abdomen. C'était une plaie *non pénétrante, en séton*, la balle entrée sous la peau près de l'épine iliaque droite, était logée sous la peau du triangle de Scarpa gauche : il suffit d'inciser la peau pour extraire le projectile qui avait fait « demi-tour » en pirouettant » ; la pointe très aiguë de la balle turque était tournée vers l'orifice d'entrée.

Il est remarquable de constater *que pendant un mois deux plaies de l'abdomen seulement furent observées à Uskub par les chirurgiens français et serbes,* on peut en conclure que les autres blessés d'abdomen *étaient morts* sur le champ de bataille ou pendant l'évacuation (qui dura 8 jours en moyenne), car il serait bien invraisemblable d'admettre que dans cette campagne le pourcentage des plaies abdominales par rapport au chiffre total des blessures a été plus faible que d'habitude soit 3,5 p. 100 (guerre d'Italie 1859, guerre prusso-autrichienne de 1866, guerre franco-allemande 1870-71). (1).

Ce chiffre de 3,5 p. 100 est tellement faible qu'il démontre une fois de plus que les blessés d'abdomen meurent sur place (2), ne sont point vus par les chirurgiens et par conséquent, en réalité, n'entrent point dans les statistiques diverses qui sont relatives aux blessés et non aux tués.

En résumé, en chirurgie de guerre, il n'existe pas de traitement opératoire des plaies de l'abdomen.

(1) Delorme, *Chirurgie de guerre.*
(2) Mortalité générale (Otis) des plaies abdominales : arme blanche, 59 p. 100 ; arme à feu, 80 p. 100 (Larrey, Sédillot 100 p. 100).

CONCLUSIONS

1° En matière de plaies de l'abdomen la pénétration commande
l'intervention d'urgence.

Toute plaie pénétrante — simple ou compliquée — doit être
traitée immédiatement par la laparotomie.

2° Le problème clinique à résoudre est donc celui-ci : la plaie
est-elle pénétrante ?

Ce diagnostic est pratiquement impossible, dans tous les cas
où il ne s'impose pas par des signes évidents et grossiers, on
peut bien savoir si la plaie est grave, mais non si elle est
bénigne.

3° Lorsque la pénétration n'est pas certaine et indiscutable,
la conduite à tenir est la suivante : pratiquer sous anesthésie
locale un débridement de la plaie pour l'explorer *de visu*.
C'est ce que fera le chirurgien dans tous les cas de plaie suspecte et surtout dans tous les cas de plaie bénigne, légère, insi-
gnifiante, ou paraissant telle.

S'il n'y a point pénétration on suture la plaie, s'il y a pénétration on fait la laparotomie médiane (arme à feu) ou locale sur
la plaie (arme blanche).

4° Après laparotomie la meilleure suture des parois est ici
la suture métallique en un plan.

5° La gravité présumée d'une plaie ne doit point être une
cause d'abstention opératoire.

De même la bénignité apparente ou réelle de la plaie ne doit
point être une raison pour ne point pratiquer le débridement
explorateur.

Il faut s'abstenir de toute manœuvre d'exploration à la sonde ou au stylet.

6° Les projectiles d'arme à feu doivent être abandonnés systématiquement dans la cavité et même dans les parois abdominales, sauf exception.

7° Si, pour une raison quelconque, le chirurgien conserve un doute sur la nature de la plaie, il doit pratiquer la laparotomie. Personne ne conteste la possibilité, exceptionnelle, de guérison spontanée. Mais, dans l'état actuel de la chirurgie, la doctrine, de la non-intervention n'a plus sa raison d'être. Dans le doute il faut opérer, le blessé n'a rien à perdre et a tout à gagner.

8° Il n'en est point de même en chirurgie d'armée et en temps de guerre : les blessés d'abdomen ne sont pas, ne doivent pas et d'ailleurs ne peuvent pas être opérés, pour des raisons extra-médicales d'ordre matériel qui font que l'intervention serait plus nuisible qu'utile.

En temps de guerre et aux armées, la doctrine de la non-intervention n'est pas la méthode de choix, c'est la méthode de nécessité.

TABLE DES MATIÈRES

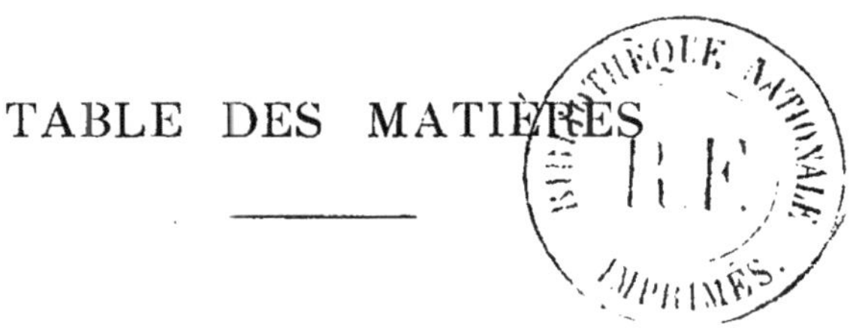

3448. — Tours, imprimerie E. Arrault et Cie.

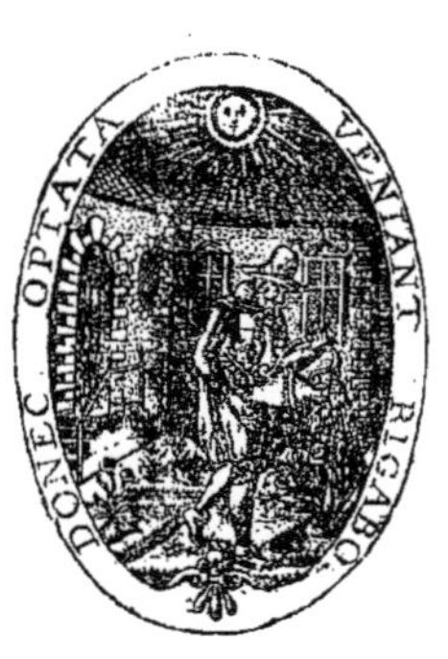

3448. — Tours, imprimerie E. ARRAULT et Cie.